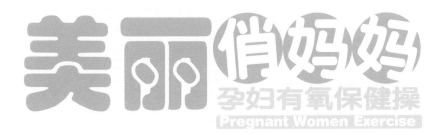

美丽俏妈妈

孕妇有氧保健操
Pregnant Women Exercise

布琳 编著

U0193958

辽宁科学技术出版社
·沈阳·

序言

献给新世纪的美丽妈妈们！
For the new century's modern mothers

如果一定要问女人什么时候最美？我的回答是：怀孕的时候最美！

我愿意用"可爱"形容年轻有活力的女孩，为她们的青春和朝气蓬勃；把"韵味"送给年长有成熟味道的女人，为她们的优雅和内敛含蓄；而这"美丽"二字却一定是要送给怀孕中的准妈妈，为那盛满爱的温存和充满幸福的期待……而对于准妈妈，健康、充满活力是最高的美丽原则。每个准妈妈只要健健康康，其实就是最漂亮的！而要健康我觉得最关键的还在于怀孕时的运动。

"怀孕了，我们要小心再小心，保养再保养"，更有甚者说，"躺着再躺着"。这简直是最不科学的孕期行为。因为生孩子是需极大的体力支持的，你如果9个月几乎不运动，肌肉松懈毫无气力，怎么能顺利经过产程？

温和而持续的产前运动能够帮助孕妈妈控制体重，增强准妈妈的耐力和毅力，也为准妈妈产后承担起照料宝宝的重任练出好体力；能够促进母体血液循环，提高血液中氧的含量，有助于给子宫内宝宝提供充足的营养，促进胎儿的生长发育；能够降低各种妊娠反应，帮助准妈妈健康、愉悦、充满自信地度过孕期；能够帮助胎儿顺利通过产道，减轻分娩阵痛，缩短分娩时间；能够帮助妈妈产后迅速恢复身材，恢复怀孕前的少女体态……

总之，产前运动好处太多、太多！当你得知自己怀孕的第一件事情就应该是跑到商店，买一个精确的电子秤。就是这件法宝，可以令你一直良好地控制体重增长。一般来说，整个孕期你只需增加9~11千克，前4个月基本不增重，之后每周增重尽量不要超过400克。这样，几乎前8个月，你的身体都是轻盈且活动自如的，而且由于徐徐渐进地增重，皮肤不会被过度增长的脂肪拉伤而产生难看的妊娠纹。早晚跳上电子秤，将体重记在随身日历上，可要仔细认真对待噢，身材可是美丽的关键所在啊。

在怀孕12周以后，胎盘已完全成型，而且怀孕初期的孕吐状况也已缓解，从这时开始，准妈妈就可以开始做运动了！你完全可以保留已有的锻炼习惯，如果你从未有过锻炼身体的经历，也应该因为怀孕而开始适度地锻炼，包括轻便的家务活、散步、爬楼梯、游泳、做专门的孕妇运动等都是不错的选择，准妈妈可以根据自己的喜好选择，一直坚持下去即可，如果感觉疲惫或者劳累，可以自己调节，不要勉强自己非要完成多少任务。

怀孕前十分注意饮食控制的你，一经说服便给自己找到想吃多少就吃多少的理由，那就有些不妙了。如果你真的以为一个直径几厘米的细小胎儿有如你一般的胃口，那只怕一不留神吃上身的是过量脂肪，千辛万苦的产后锻炼也不一定能够使身材恢复如前。

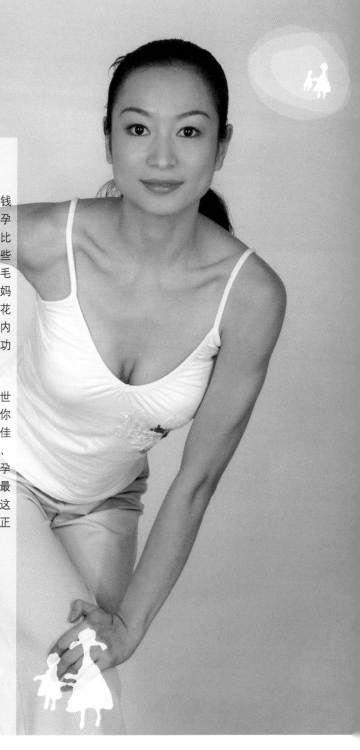

　　人生中最珍贵的一次，多花些钱给自己买些美丽的新衣吧！现成的孕妇装自然很好，可有些会令你显得比实际更胖。那么细心逛逛商店，买些有弹力的短裙或长裤，配上弹力毛衣，你几乎可以像好莱坞的明星妈妈一样凹凸有致、性感迷人！而且，花些钱买有束缚和支撑功效的孕妇内衣，更能令你的产前运动收到事半功倍的神奇效果。

　　一本葵花宝典可以助人练成绝世神功，同样，一本怀孕宝典，可令你轻松克服孕期的一切困难，保持最佳状态，生个健康宝宝。与其听妈妈、婆婆的口传心授，学一大堆旧时的孕产经，还不如使用这本精美详尽的最新最科学的专业图书，整整9个月，这本书都可以陪伴你左右，成为你真正的良师益友！

你忠实的朋友
Boleyn

Contents 目录

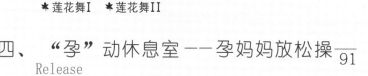

Part 3 安心怀孕，关注母体健康
Be concerned with mummy's health 97

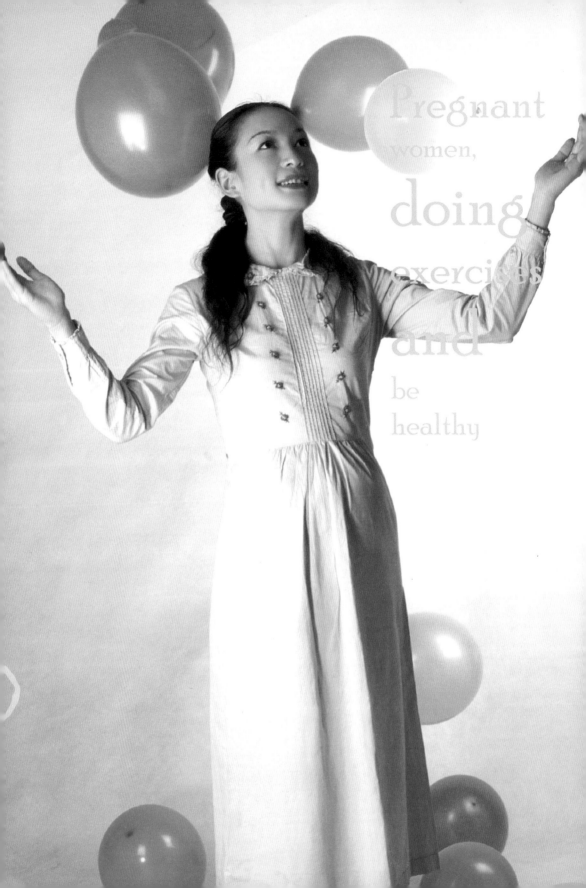

Pregnant
women,
doing
exercises
and
be
healthy

Part

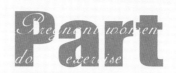

做个阳光"孕"动的
准妈妈

怀孕啦！对于渴望生个小宝宝的女性来说，真是莫大的喜讯！于是肚子里的宝宝还没有出生，自己却已成了全家的宝贝。婆婆说："扫帚疙瘩也不许动啊，有活我来干。"丈夫说："你干脆别上班啦！"怀了孕就不能动了吗？显然，这一观点是不对的。

看看被称为最美丽的孕妇凯瑟琳·泽塔琼斯在好莱坞歌舞片《芝加哥》中的精彩表演吧！在拍片时，泽塔琼斯已怀有身孕，却还又唱又跳，做出高空劈腿等高难度动作，不禁令人更加佩服她的能耐与敬业精神！

俗话说，生命在于运动，对孕妈妈来说，拥有的是两个生命，运动的意义显得格外重要。新时代的女性希望自己能体现每个阶段的韵味，怀孕的准妈妈们也已摆脱了体态臃肿、步履蹒跚的陈旧形象，在阳光下伸展全身、充满活力！

一、准妈妈运动新知
Knowledge about exercises

在传统观念中，孕妇是千金之躯，轻易动不得，举手投足都要小心翼翼；同时也有些人认为怀孕了没什么了不起，依旧大大咧咧，这两种做法都有些极端，不利妇儿健康。适当地运动对孕妈妈和胎儿都有好处。

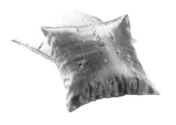

[一 孕期运动的完美理由 Perfect reasons]

1.让孕妈妈更健康

怀孕期间，准妈妈的身体会发生很大的变化，有规律的运动，不仅能使准妈妈很快适应这些变化，而且可以帮助身体为艰难的分娩过程做好准备。

运动可增强孕妈妈的心脏功能。女性在怀孕后会产生一系列生理变化，从而增加心脏负担，如果孕妇心脏功能较强，就能减缓怀孕期间出现的腰痛、脚痛、下肢水肿、心跳气短、呼吸困难等症状。

运动可增强孕妈妈的肌肉力量。在进行运动时，能使全身的肌肉血液循环得到改善，肌肉组织的营养增加，使肌肉储备较大的力量。增强的腹肌，能防止因腹壁松弛造成的胎位不正和难产；有力量的腹肌、腰背肌和骨盆肌还有利于自然分娩。

运动可增强孕妈妈的骨骼力量，使骨骼的力量更为坚实。骨骼坚实可防止孕妇出现牙齿松动、骨质疏松等症状。

运动可增强孕妈妈的神经系统功能，使人体各个器官系统能更有效地协调工作。这能帮助母体的各个系统在妊娠期间发生一系列适应性变化。

运动可增加孕妈妈的抵抗力，减少孕期疾病的发生。

运动可以控制孕妈妈孕期的体重，不至于使体重增加过多。孕期保持合适的体重，会使分娩更容易、更轻松，产后也可在短期内恢复正常体形。

2.让胎儿更有活力

每次锻炼，都有充足的氧气进入胎儿血液，促进胎儿新陈代谢，加速胎儿组织（特别是大脑）功能的形成。其主要体现在以下几个方面：

锻炼时释放的激素通过胎盘进入胎儿体内，因此，在锻炼开始时，胎儿受孕妈妈的肾上腺素影响，情绪活跃。

在锻炼时，胎儿也会受到内啡肽的影响，内啡肽是我们身体的天然吗啡类物质，可使人自我感觉良好。

锻炼后，内啡肽有较长久的镇痛效果，它能持续8个小时，胎儿同样会在这段时间内受到影响。

锻炼对胎儿是极大的安抚，在摇动中他会感到舒服。

在锻炼时，孕妈妈的腹肌会起到一种按摩胎儿的作用，使他感到舒服和安慰。

在锻炼时，能改善血液循环，促进胎儿生长和发育。

[二　孕期身体变化对运动的影响
The effects of body changes on exercises]

在怀孕期间，除了体形明显变化之外，你的身体还会发生其他变化。因此，在运动的时候，你应该对这些变化有所认识。

1.上升的激素水平

你身体的激素分泌发生了很大变化，其中有些会影响运动方式。对运动关系最密切的有三种激素：耻骨松弛激素、雌性激素和孕酮。

◎ 耻骨松弛激素

使关节和肌肉的连接组织变软，使骨盆在分娩时变大，并使腹部和骨盆底肌肉伸张。

◎ 雌性激素

雌性激素是生长激素。它使乳房变大，心脏变得大而有力，但也导致了体内水分流失。

◎ 孕酮

孕酮会松弛血管壁，使血管能适应血流量的增加，但也能提升体温。

2.激素对运动的影响

运动时考虑这些激素的变化是很重要的。以往轻松做出的动作，可能由于怀孕而变得不合适了。当你的身体前倾，并由双手和膝盖（四肢着地）支撑时，你可能会感觉手指麻胀或麻木，其原因就是水分大量流失。在进行这个姿势时，你可能还有"烧心"的感觉（一种胃部不适的症状），这是因为孕酮在消化所至。

你的脚踝可能会肿，在有氧运动中，建议你穿运动鞋，但在其他的项目里，则可以不穿。脚踝肿的原因可能是因为水分流失，也可能是血压升高所致，所以在继续锻炼之前，应先作检查。

由于耻骨松弛激素的作用，关节稳定程度减低，从而增加了受伤的概率。由于胎儿的向前拉力，以及松弛的腹部使支撑力减低，你的骨盆和脊椎特别容易受伤。因此，正确的姿势和良好的运动技巧

是非常关键的。不要进行跳高或跳跃性的运动，因为它们会增加关节、乳房和骨盆底的负担。

由于孕酮的作用，你的体温已经有所升高，所以会很快觉得暖和。应该避免身体太热，必须在通风条件良好的房间里进行运动。

有氧运动时，要保持腿的运动，以便血液回流到心脏。如果突然停止运动，孕酮会使血管壁膨胀，让你产生眩晕感。

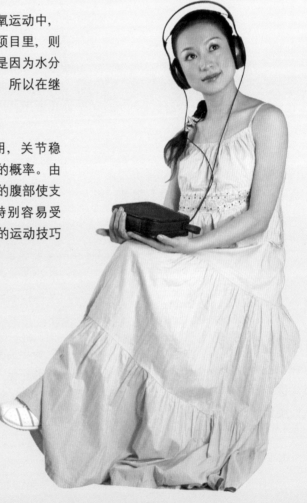

[三　孕妈妈运动，将健康进行到底
Doing exercises are good for health]

－－陪伴胎儿健康成长，保护孕妈妈"日新月异"的身体
Good for baby, good for mummy

1.腹肌运动：强壮腹部，给婴儿留出空间

腹肌支撑着不断长大的子宫，在分娩的第二阶段，帮助把胎儿推出。腹肌还把你的腹部向内收，支撑腰部和腹部的器官，使身躯能够向各个方向移动，当你抬起躯体时，腹肌支撑躯体直立。

简单的腹部运动应该是你日常活动的一部分。由于这些运动几乎在任何地方都能做，所以应当在一天中不时地重复做。有力的运动能帮助你保持腹部强壮，分担前腹加在腰背部的负担，从而减少腰痛。如果以前没有锻炼过这些肌肉，现在必须立即开始。在怀孕期腹肌仍然在工作，如果得到锻炼，将会产生良好反应。如果以前你有进行腹部向上弯折的强化锻炼，那么现在建议你停下来，因为腹肌已经开始伸长了，它们可能会进一步分离和变弱。到了16周时，你应该按照第4~6个月和7~9个月的要求去做腹部运动，不过，如果你感觉仰卧不适的话，就要尽快改变姿势。如果这些运动使你觉得肌肉疼痛，放松一会儿，然后再试。你练得越多，肌肉就会变得越强壮，这些姿势就能保持越长的时间。

在怀孕期间，由于受耻骨松弛激素的影响，腹肌在各个方向上经受着巨大的扩张。腰围会从约66厘米增加到117厘米，肌肉的垂直长度从30厘米增加到51厘米。如此大的增长，使腹肌必须从中心位置向外伸展。强而有力的腹部肌肉使得这种扩张给了胎儿足够的生长空间，并且是没有疼痛感的，你甚至可能觉察不到它的发生。

◎ 轻松的每日腹部运动

这些运动能强化保护胎儿和你背部的肌肉。把衣服在腹部绷紧，收腹，注意看胎儿抬高并向内收。如果你的肌肉很强壮，你会对所做运动的强度感到十分惊讶。

小贴士：它们在哪里

腹肌不同的层，构成了腹壁身体中段的一个非常强壮、自然的承托带。腹肌从肋骨和胸骨垂直地伸到骨盆顶，并以对角线和水平方向在体侧内部伸展。

2.骨盆底肌肉锻炼，预防失禁、有助于产后恢复

受到耻骨松弛激素和日益增长的胎儿重量的影响，骨盆底肌肉会变弱并拉

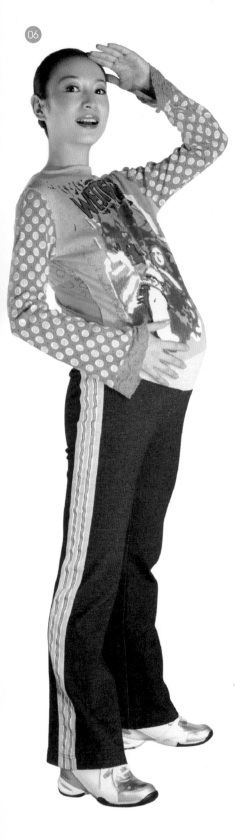

长。这会使括约肌（环状肌肉）变宽，使其抵抗内部压力的能力减低。因此，在你咳嗽、打喷嚏和笑的时候，会有少量的漏尿，这种情况也称为失禁，在孕期很常见。而在分娩过程中括约肌的拉伸、变弱，失禁现象就更为普遍了。每日的骨盆底运动，也称为黑格斯（Kegels），可以预防或减轻这种症状。

一知道自己怀孕，就应尽量开始骨盆底肌肉的锻炼。最好是在胎儿的重量开始形成压力之前就强化这些肌肉，而不要等到肌肉已经拉长变弱了，才去体会它们的位置并进行运动。每天都进行快慢两种练习：慢的运动可以在怀孕第7~9个月时帮助你加强支撑胎儿的力量；而快的运动有助于预防尿失禁。

强壮的骨盆底肌肉能帮助分娩，并且有助于产后的恢复。产妇分娩后腹壁及盆底肌肉组织都会松弛，而产前训练出的强有力的骨盆底肌肉，能改善肌肉松弛的程度并加快复原。

保持运动的准妈妈将来分娩的时间会较不运动时缩短，并且疼痛也会减轻。研究表明，女性在怀孕期间如果保持适度运动，将可以使分娩时间缩短3小时；怀孕时坚持运动的产妇，除了可较快分娩，产后恢复也比不运动的产妇要好些。不难看出，适度运动助分娩，好处多多。

◎ 锻炼骨盆底肌肉训练
首先用坐姿做这些动作。在体重受到支撑的情况下，你会觉得做起来容易一些。如果你觉得效果不明显，下一次在小便时，试试在中间停止排尿（最好不要在膀胱满的情况下），骨盆底肌肉的力量由它们停止排尿的能力来判断。记住随后要放松

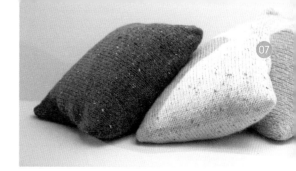

肌肉，并把膀胱排空。这个过程只用于确定肌肉的位置，而不宜作为每日的练习，因为它有引致感染之虞。开始时，你可能需要停下正在做的事，努力集中精神进行骨盆底肌肉锻炼。不要担心，当你有了更多的体验时，这个练习就变得容易和自然得多了。经过开始的尝试后，还要坚持下去。

◎ 有规律的重复

把骨盆底肌肉运动与日常的活动结合起来。比如每次接电话的时候，这样在一天里你就会重复好几次。

小贴士：它们在哪里

骨盆底肌肉在你的骨盆前后形成一个"吊带"，支撑骨盆和腹内的器官：膀胱、子宫和肠。骨盆底上的肌肉"环"，称为括约肌，在前面包围尿道、阴道，在后面包围肛门。

3. 全身运动，端正怀孕姿势，保护腰背部

在怀孕期，正确的姿势对减轻身体紧张是很有帮助的。在开始任何运动之前，掌握正确姿势要点是非常重要的。这些姿势很容易就能做到，在一天中，只要有机会，都应该依照练习。

◎ 怀孕期姿势的改变

在怀孕期开始时，子宫是藏在骨盆里的。但随着孕期的延续，子宫慢慢地升到腹腔。在这个阶段，你的姿势会明显改变。胎儿的体重使你的骨盆向前倾，随着胎儿继续长大，你的腹肌会拉长。为了抵消腹部逐渐增加的重量，你会很自然轻微地向后挺。但是这样会使你的脊椎下部备受压力，引起腰部明显的疼痛和不适。

乳房重量的增加也可能加大背部负荷，使你站立时垂肩含胸。这样的姿势会引起背部紧张，限制了胸腔的空间，让人感到呼吸困难。

◎ 保护腰背部的运动

在怀孕期间，强壮的腰背部有助于你应付腹部逐渐增加的重量，因此是很重要的。加强和拉伸某些肌肉，能够保护你的背部，避免发生长远的问题，并帮助你在整个孕期保持良好的姿势。

增强腹肌会减轻腰痛，因为这些肌肉分担了腰背部所承受的紧张。

拉伸臀屈肌能使你正确地收紧骨盆，避免背向后弯。如果这些肌肉发紧，要保持正确姿势会有困难，加强臀部肌肉和腹肌有助于保护这一姿势。伸展和拉长胸肌能帮助扩胸。增强背部肌肉能保持双肩后挺，减少背部的紧张。

◎ 保持正确的姿势

在怀孕期间，对背部的注意是进行所有活动的关键。弯腰时，收紧骨盆，收腹，弯曲膝盖，利用腿的肌肉蹲下和站起。

二、安全理性地运动
Safe and reasonable exercises

怀孕是一个最自然的生理过程，分娩对妇女来说是独特的、非常私人化的一种人生经历，极易受本身体质、体能以及孕妈妈情绪的影响。在胎儿、胎盘、羊膜囊排出母体的过程中，它不仅需要强有力的子宫肌肉收缩，还需要母亲整个身体的全力参与，健康的身体、良好的体力和适度的情绪控制力都会有助于产妇分娩过程的顺利进行。但是，孕妈妈适合做何种运动、运动量的大小要根据个人的身体状况而定，不能一概而论。同时，孕前运动也要根据孕期不同的生理特点有所改变，如有疑惑，应及时咨询专业医生来确定。

[一　孕期三阶段运动指导
Guides for exercises in 3 stages of pregnancy]

孕妈妈的运动如何才算是合理的、合适的？这需要我们从运动的时期、运动的时间、运动的方式以及运动时注意的问题等几个方面加以分析，选择最适合自己的运动。在怀孕第4~7个月之间是孕妈妈最适合运动的时期，以怀孕的前期、中期、后期而言，一般来说运动只能做到中期即怀孕7个月前，而且运动的时间要越来越短，动作要越来越轻柔。运动地点要保持安静、清洁、舒适，想休息就休息，而且要随时补充水分。

无论在怀孕期的哪个阶段，运动都是有益的，因为它能减轻许多常见的不适，帮助产后复原，更重要的是，合理地运动能增进身心健康。不过，小心是很重要的，注意你的身体，体会你正在发生的变化，保证你一直按照本书中所列举的运动指导和安全措施去做。

孕期粗略地划分为13周为一期的三个阶段。在每个阶段，你会经历不同的症状。你必须重新制定运动的计划，把上述变化考虑在内。要记住怀孕期不是修正身体状况、寻求健美目标的时间。你应该着眼于维持或略为改善（如果以往不太理想的话）。

在怀孕的三个阶段，你都可以按照本书的运动项目去做。但是必须注意你的身体：如果身体健康、精力充沛，那么在三个阶段中，都可以实施"激烈"这个级别的运动；当你觉得特别疲劳时，把运动的级别改为"和缓"，调节运动的强度；如果你一天变换一种运动级别，或者随着怀孕期的改变而变换运动级别，不必担心，这是非常自然的，而且是一个好迹象，因为你对自身的需要十分敏感。

1.怀孕的第一阶段：第1周~13周

卵子一旦受精，你的身体就会开始进入成为母亲的过程，这个过程是令人惊奇的。不过，在接下来的几周，妊娠症状可能令你没有心情庆祝。

◎ 运动安全

如果怀孕进展得顺利，你又习惯于体育运动，那么答案是肯定的。如果你在运动方面是个新手，那么应该逐步进行而且十分小心。如果你不太喜欢运动，就不要强迫自己。

◎ 运动指导

这个时期是怀孕期中最脆弱的阶段，也是胎儿形成的关键时期。注意遵守以下几点：

★ 不要使身体太热，多余的热会传递给胎儿。在孩子出生前，不要进行桑拿和日光浴。

★ 一定要在通风良好的房间内运动。

★ 定时喝水，防止脱水。

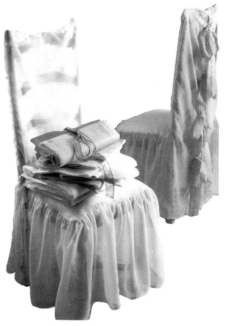

◎ 运动的益处

温和的运动有助于减轻由于激素水平上升引起的不适症状。在一天的任何时候，恶心呕吐都可能发生，运动可减轻这种症状。运动是一种恢复方式，可以提高能量水平。但是如果你非常疲劳，只要有可能，就应该休息。为了减轻乳房的疼痛和不适，要戴支撑良好的胸罩。

2.怀孕的第二阶段：第14周~28周

现在你进入孕期状态良好的阶段，你会感觉比先前好些了。通常恶心呕吐会停止，你的精力也恢复了。

◎ 运动安全

如果怀孕的进展正常，应该进行和缓及适中级别的运动。不要站立太久，特别是在有氧运动的过程中。运动之后站立应尤其小心。

◎ 运动指导

此时你已经开始显出身怀六甲，因此腰痛是最先出现的主要症状。所以：

★ 不要做任何跳高活动或弹跳动作。

★ 不要做背部运动，因为胎儿的重量可能限制血液回流你的心脏。按照怀孕第二阶段的运动去做。

★ 在进行地板上运动时，如果要改变位置，应该花充足的时间，需特别小心。

◎ 运动的益处

随着胎儿的生长，你的身体随着生理和激素的变化而发生改变，你可能会遇到新的麻烦，但是运动可能消除不少症状。运动能够减轻一般的孕期疼痛，使你充满活力。本书中的有氧运动可以消除便秘和抽筋，保证你有足够的休息。

3.怀孕的第三阶段：第28周以后

离预产期还有3个月，身体前面日益增加的重量会引起疲劳，行动不便，以及睡眠不安。但是，为你现在的体形自豪吧，你很快就要当母亲了。

◎ 运动安全

如果你觉得有运动的需要，又有精力，那么继续运动。如果觉得疲劳，那么试试只做热身和放松的运动。这些运动有助于保持身体的活动能力，减轻肌肉和关节的僵硬。不要长时间站立，保证有足够的时间休息和放松。

◎ 运动指导

在这最后3个月里，胎儿的体积和重量会显著增加，这样你的腰背部就更容易受伤。

★ 记住在任何时候都要收紧骨盆，收腹。从一个姿势改为另一个姿势时，要特别小心。

★ 保持行动有所控制，不要突然进入运动状态；正确地做一些经过选择的运动效果更好。

★ 你可以把运动的强度减到较低的级别，把任何你觉得难以做到的动作取消。

◎ 运动的益处

因为你可能在夜晚感觉不适，和缓的运动，特别是那些放松运动可以改善睡眠。这些运动还有助于减轻你对分娩的焦虑。

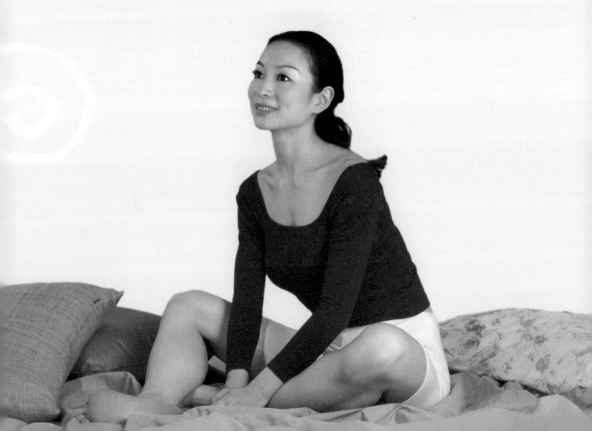

布琳老师特别提醒

在怀孕期间，以下要点务必遵守，以确保运动安全地进行，使你既没有过分疲劳，也不会伤害胎儿。

◎ 注意控制

要在一定的范围内运动，不要勉为其难。不要使自己运动到精疲力竭，或者在劳累的时候骤停下来。运动应该是令人愉快的，而不是耗尽精力。要把运动的强度定在你觉得恰当的级别上。要记住，在怀孕的第二阶段，你认为做起来很轻松的运动，到了第三阶段，可能就会困难得多了。所以，要注意身体的反应，谨慎行事。

◎ 保证方法正确

认真按照说明去做，慢慢地，有控制地重复动作，避免过度伸开或固定关节，因为这样会导致受伤。特别要留意背部、腹部、骨盆。

◎ 不要做有仰卧姿势的运动

从第16周起，在仰卧的时候，你可能会觉得眩晕和恶心（有此感觉，应立即转为侧卧）。本书的运动没有安排从怀孕第二阶段及以后的仰卧运动。我建议从20周以后，你就不要采用这一姿势。

◎ 避免跳跃运动

从第二阶段起，跳跃的动作以及十分激烈的活动都是不提倡的，因为这些运动会增加关节、骨盆底肌肉和乳房的紧张，使你感觉不适。快速的屈膝运动也不适宜。在怀孕的第三阶段，不要做任何要求平衡的动作。

◎ 自如地呼吸

任何时候都不要屏住呼吸，在做强化和调适运动时，你会不由自主地屏住呼吸。但是这会增加血压，加大心脏负担。

◎ 消耗多余的热量

为了应付怀孕的需要，每天要增加300卡路里热量以便提供额外的能量。如果你定期运动的话，你需要的热量比这还多一点。

出现以下情况，应立即寻求医生帮助。
★腹部或骨盆疼痛
★破水
★阴道有过量的排出液
★持续的剧烈头痛
★手和脚踝突然肿胀
★怀孕期任何时候出现的出血（怀孕初期，当月经期到来时，可能会发现少量出血）

◎ 以下孕妈妈不适合运动！

1. 妊娠高血压、子痫前症、妊娠毒血症的孕妈妈。
2. 第一类糖尿病的孕妈妈。
3. 甲状腺疾病及肝病的孕妈妈。
4. 心血管疾病的孕妈妈。
5. 前置胎盘的孕妈妈。
6. 怀多胞胎的孕妈妈。
7. 有两次以上流产的孕妈妈。
8. 前胎大量出血的孕妈妈。
9. 前胎早产的孕妈妈。
10. 怀孕前体能状况不佳的孕妈妈。

[二 孕妈妈"孕"动准备
Good preparation for sports]

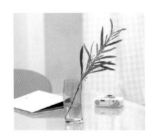

**适当的准备对安全而又愉快的运动是很重要的。
因此，在开始运动之前，孕妈妈要注意啦……**

1. 穿上适当的衣服和鞋

如果适合的话，你应该穿几层衣服。这样，在你感觉比较暖和时，可以脱去一层衣服。你必须能够自由地运动，因此要选择不会限制你运动的或勒住腹部的衣服。要保证戴上支撑良好的胸罩，或者戴两个胸罩，使乳房的运动减到最小。

运动时应赤脚或穿软运动鞋进行。软运动鞋可以支撑脚踝，所以十分重要。不要只穿袜子运动，以免打滑。

2. 喝水

在身边放点水，使你在运动过程中能够不时喝点水，以防脱水。运动结束时，多喝一点儿。

3. 运动前吃点食物

这样你就有足够的精力进行运动。在运动前3个小时左右，吃一顿以复合碳水化合物为主的饭，如全麦面包、面条、米饭、马铃薯等。如果空腹运动，会感觉眩晕。如果进食之后立即运动，会胃痛。运动之后吃些富有营养的小吃，如一根香蕉，或一块三文治。

4. 有足够的空间和器材

你的运动区域应该是没有家具和其他妨碍运动物品的地方。你还需要足够的空间以便向各个方向自由运动或躺在地板上。就近放一张高背稳固的椅子或整理出一面墙，以便在做站姿运动时用作支撑。你可能需要一条毛巾或一张垫子用于地板上的运动，有一条拉力带也会很方便。

5. 不要被打断

拿开电话听筒，或接通电话录音机。现在是你私人的时间，一经开始，你就不要停下来。

6. 选择节奏适中的音乐

这可以帮助你进入角色，使运动更有乐趣。但是音乐必须是稳定适中的节奏，引导你谨慎的运动。如果音乐的节奏运动太快，你会有关节和肌肉损伤的危险。如果你不知道音乐是否合适，就把音量调低。背景音乐会增加运动的乐趣，还可以随音乐唱歌。

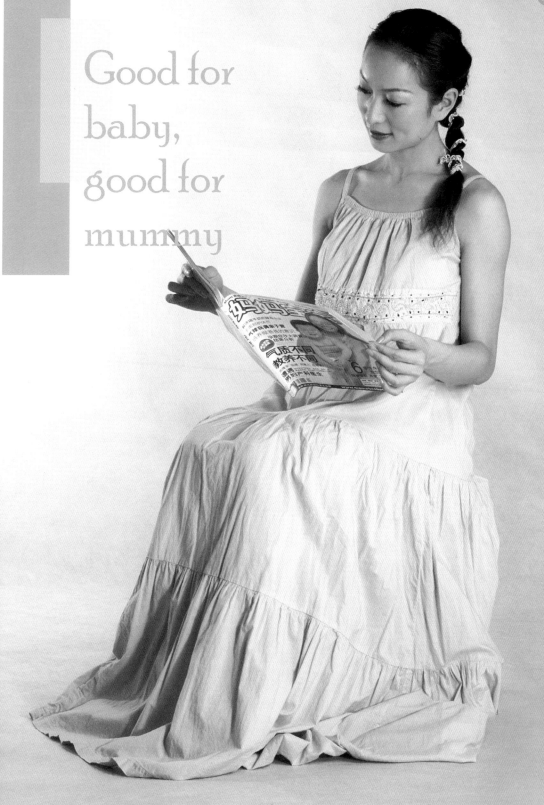

Good for
baby,
good for
mummy

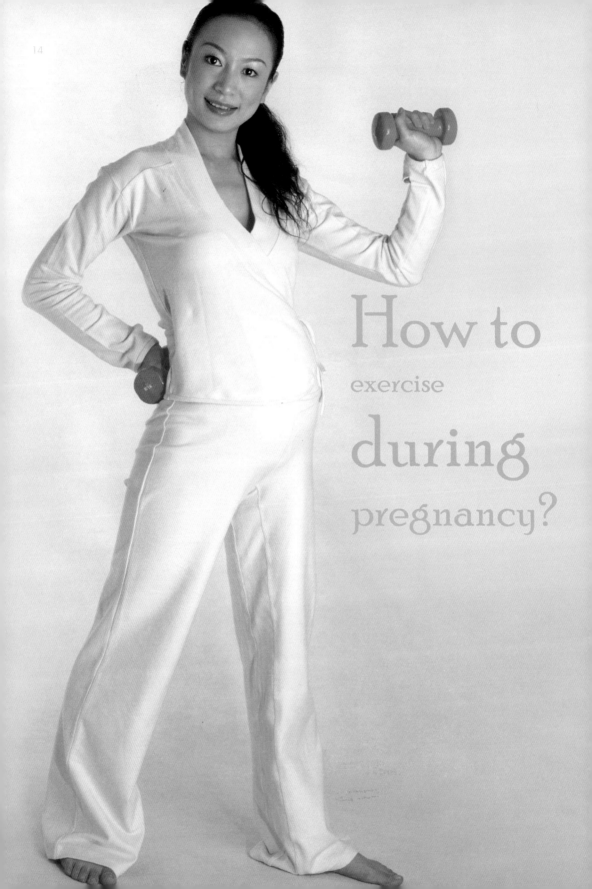

How to

exercise

during

pregnancy?

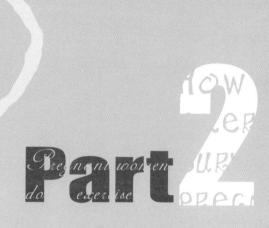

Part 2

快乐健身堂
——美丽孕期，动起来!

了解这么多运动好处和注意事项后，孕妈妈们，让我们一起走进快乐健身堂，在美丽孕期里动起来吧!

我精心编选的这套产前运动包括热身运动、有氧操、瑜伽运动和放松运动四部分，着重锻炼手臂、腰背、骨盆及腿部。是专门针对孕妇生理和心理特征而编排的，不仅能够松弛腰部和骨盆的肌肉，防止孕妇由于体重增加和重心变化而引起的腰腿疼痛，为将来分娩时胎儿能够顺利通过产道做好准备；还可以增强自信心，在分娩时能够镇定自若地应对分娩阵痛，使胎儿平安降生。

进行这些操练时要有目的、有计划地锻炼，才有利于分娩和产后的恢复。做操时动作要轻，要柔和，运动量以不感疲劳为宜。值得提醒的是：孕妇操应每天坚持做才有效果。当然，运动前千万不能忘了热身哦!

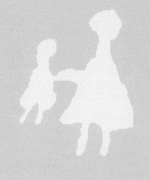

一、"孕"动妈妈热身篇
Warm up

　　以下这套体操是进行"孕"动的必要准备！充分的热身能加快血液循环、加快心率，促使你的身体从平时姿态进入运动状态。如果人体在没有准备的状态下突然进入运动状态，势必会造成不良反应，甚至拉伤。要知道，由于怀孕，你的身体较容易受伤，因此这样的准备尤为必要。并且，热身之后，你会发现接下来的运动做起来同样也是很轻松很舒服的！

检查姿势

　　为了减少怀孕期的身体紧张，这些综合性指导对所有的体操都是重要的。不光在开始每个动作之前要实施这些正确的姿势技巧，在一天当中的所有时间都应注意运用它们。

动作

1 双脚分立比髋略宽。双臂放松下垂。重心分布于双脚，要保证脚掌完全接触地面。

2 提升上身，使脊柱拉长，这样能使躯干伸长，胸腔有所扩张。收紧骨盆，使腰背部保持自然曲线。收紧腹肌，从而提高胎儿，支撑你的腰部。（眼睛向正前方看，伸长颈部，下巴与地面平行；放松肩膀、扩胸、收腹、收紧骨盆。）

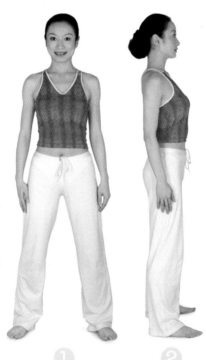

布琳温馨提示：
由于你所承载的额外重量把你的重心向前拉，因此会使脊柱呈弓形后仰。为了避免这种姿势，你可以收紧骨盆，即尾椎下移，骨盆前部上提，从而拉长脊柱。

☹错误动作

❶　　❷

"孕"动良效
固定背部，最大限度地减少肌肉和关节的紧张。

肩绕环

动 作

1 双脚分立与髋部同宽。双臂自然下垂。收紧骨盆，收腹。向前转右肩。注意动作要慢而且有节奏。

2 保持身体其余部位静止，以稳定而流畅的动作把右肩向耳部提。不要把头向肩倾侧。

3 用夸张的动作把右肩向后绕环，突出这种向后的运动。挺身站立，始终保持骨盆收紧。

4 右肩收下，保持收腹挺胸。记得保持以有节制的慢动作进行，保持膝盖、颈部和肩部放松。按上方的强度指标继续，然后换左肩。

"孕"动良效
使你的肩膀发热和松弛。

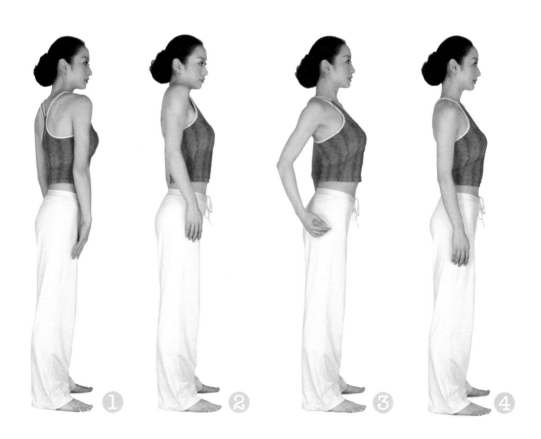

⌒ 提膝 ⌒

动作

1 挺身，双脚分立与髋部同宽。收紧骨盆和腹部，以便支撑你的背部及胎儿。（保持挺胸，避免身体前倾。）

2 把左膝向前抬至舒适的高度，保持背部挺直，收腹，肩下垂。注意支撑身体的膝盖放松。（双手置于髋部，使身体更为稳定；保证支撑的脚平贴地面；放松脚趾。）

3 左腿放下站立，重复右腿。每次转移身体重心时，由支撑一侧的髋部带动上身。感觉准备好时，伸手触摸抬起的对侧膝盖。按照建议的次数重复。（双脚重新落在髋部下方，以免骨盆摇晃。）

和缓 — 适中 — 激烈
每一级别轮流重复16次
（每侧腿8次）。

"孕"动良效
使髋部及膝部发热和松弛，提高体温。

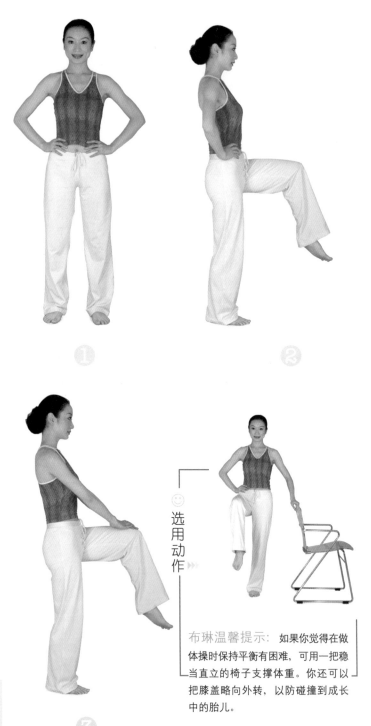

① ② ③

选用动作 ▶▶

布琳温馨提示：如果你觉得在做体操时保持平衡有困难，可用一把稳当直立的椅子支撑体重。你还可以把膝盖略向外转，以防碰撞到成长中的胎儿。

臂绕环

动作

1 双脚分立与髋部同宽。双臂在体侧放松下垂。（收腹。）

2 髋部与肩部朝前，右臂缓慢绕环，由前向后绕。（重视全绕环运动，特别注意向后绕的动作；放松膝部。）

3 动作缓慢进行，右臂举到耳边，然后尽可能向后。在向后绕环时，保持收腹，不要使背部后弯。（始终收紧盆骨。）

4 用缓慢有节制的动作把双臂放下，回到身体一侧，完成本动作。按提示强度指标重复，然后用左臂继续。（完成每个绕环动作时，肩膀用力下垂。）

和缓　适中　激烈

每一级别的每侧手臂重复8次。

"孕"动良效

使双肩发热和松弛，扩胸。

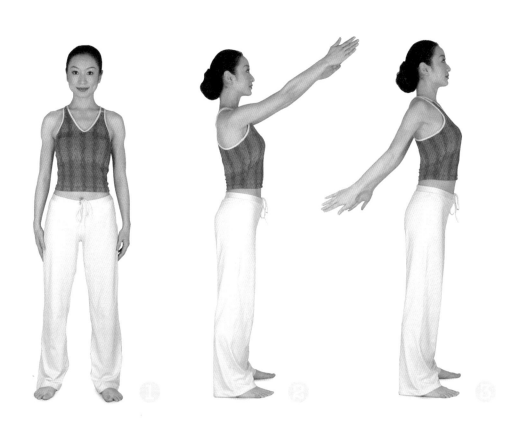

颈部运动

动作

1 双脚分立比髋略宽，双臂放松下垂于体侧。肩下垂，伸长颈部。收紧骨盆，收腹，提升胎儿，挺直站立。（膝盖放松。）

2 放松肩部，头轻缓向左倾，尽量将左耳压向肩部。肩保持下垂，停留片刻。（肩膀放松下垂，挺胸。）

3 头回到中间位置，收腹，收紧骨盆，挺直站立，头向右侧重复。按提示强度指标继续。（身体其余部分保持不动；双手和臂放松；注意双脚平贴地面。）

和缓　适中　激烈

每一级别交替重复4次（每侧2次）。

"孕"动良效
松弛颈部的紧张。

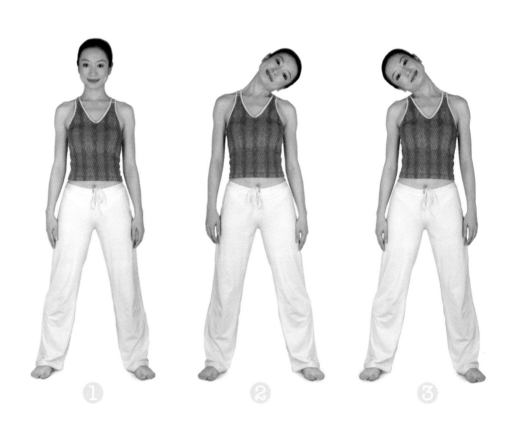

脚踝运动

动作

1 双脚稍分开，双手置于髋部，以便站立更稳。收紧骨盆，收腹，挺直站立。（保证双脚平贴地面。）

2 屈右膝，左脚前伸，脚跟着地。（始终保持支撑腿的膝盖弯曲；把支撑脚向外开以帮助平衡；转动脚踝，而不要转动膝盖。）

3 很轻地抬起脚，这次用脚尖着地，不要过于用力。保持上身向上提，收紧骨盆，背挺直。按强度指标重复动作。换右脚重复。（拉长脊柱，扩胸；由支撑一侧的髋部带动身体，以免使髋部向外侧突出。）

和缓　适中　激烈

每一级别的每侧脚踝重复8次。

"孕"动良效
温暖并放松脚踝。

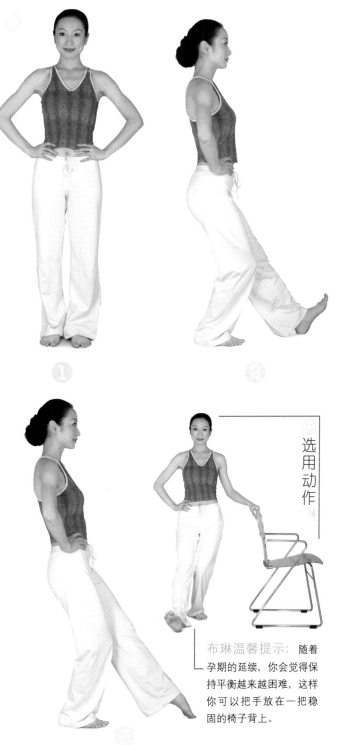

选用动作

布琳温馨提示：随着孕期的延续，你会觉得保持平衡越来越困难，这样你可以把手放在一把稳固的椅子背上。

双脚运动

动作

1 双脚稍分开。双手置于髋部。体重落在右腿，通过右髋部带动身体。收紧骨盆，收腹支撑胎儿，挺直站立。（膝盖不要僵硬。）

2 右脚跟尽可能上提，脚掌在脚拇指关节处弯曲，通过脚弓提高右脚。通过左髋骨带动身体，注意两边髋骨在一直线上。再次收紧骨盆，收腹。暂停。右脚跟放回地面。按提示的强度指标继续，然后用右脚重复。（保证支撑一侧的膝盖是放松的；固定脚踝；体重落在前脚掌；注意使上身挺直，扩胸。）

和缓　适中　**激烈**

每一级别的每侧脚重复8次。

"孕".动良效
使脚踝和双脚发热和松弛，增加脚的血液循环。

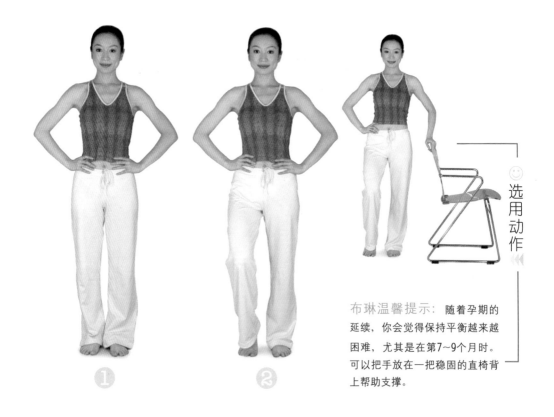

❶　　❷　　选用动作

布琳温馨提示：随着孕期的延续，你会觉得保持平衡越来越困难，尤其是在第7~9个月时。可以把手放在一把稳固的直椅背上帮助支撑。

原地踏步

动作

1 双脚分立几厘米宽，双臂放松下垂置于体侧。收腹支撑胎儿及背部。挺直站立。（收紧骨盆。）

2 原地轻快踏步，把双膝提到舒适的高度。（不要使髋骨左右摆动；为使动作轻盈，应提起膝盖，不要踮脚；保证有一只脚平贴地板，从而获得平衡。）

3 屈肘，随着脚步双臂前后摆动，保持收腹，挺胸。按提示的强度指标重复。

和缓　　适中　　激烈

每个级别持续1~2分钟直至你觉得有点儿发热。

"孕"动良效

使肌肉发热，增进血液循环。

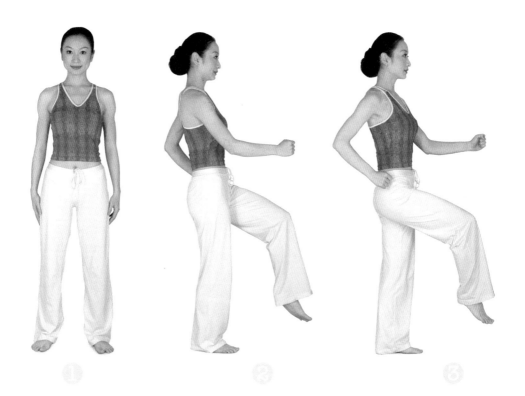

伸展小腿

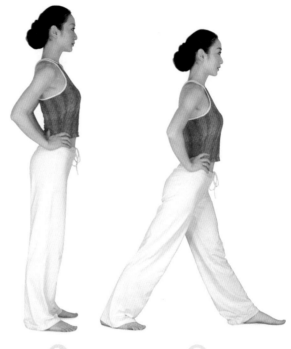

动作

1 双脚分立与髋部同宽。双手置于髋部，收紧骨盆。（保证双膝放松。）

2 脚趾向前，分开双脚，右脚向后跨出一大步。注意使脊椎伸长，挺胸，收腹。

3 屈左膝直到它与左脚踝对齐，轻轻把右脚跟压向地面。收紧骨盆，把胎儿向内提，髋部保持向前。如果你没有拉伸感，把右脚再向后移远一点。按提示强度指标保持这一姿势。然后换左腿。（上身略前倾以保持从头部到脚后跟成对角线；感觉小腿肌肉有拉伸感。）

和缓 → 适中 → 激烈

每一级别的每侧数 8 下。

"孕" 动良效

伸展和拉长小腿肌肉，如果你曾发生痉挛，那么做这个运动尤其有利。

布琳温馨提示：做此动作时你可能需要一些支撑，特别是在第7~9个月时。你可以站在一把稳固的椅子旁边，手放在椅背上。但不要让身体倒向椅子。

选用动作 ▶▶▶

伸展臀部

动作

1 身体左侧靠近一把椅子站立，左手放在椅背作为支撑。（收腹；收紧骨盆。）

2 双脚分立比髋部略宽，脚趾朝前，左腿向后跨一步。脚跟抬离地面，体重均匀分布于双脚。拉长脊椎，挺直站立。（通过髋部带动身体，以便髋骨成直线。）

3 弯曲双膝，夸张地把骨盆收紧。拉长脊椎并扩胸。收腹以保证左大腿前部感觉到拉伸。如果感觉不到拉伸，检查骨盆收紧是否正确。按提示的强度指标持续片刻。换左腿重复。（扩胸。）

和缓　　适中　　激烈
每一侧数6下。

"孕"动良效
伸展和拉长臀屈肌，
改善骨盆的收缩。

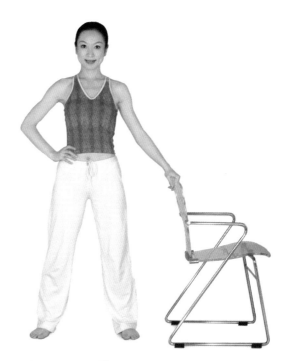

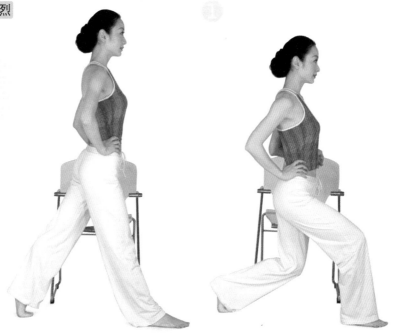

伸展胸肌

动作

1 双脚分立比髋部略宽，膝盖放松。双手置于臀上方。收腹提升胎儿，挺直站立。（保证膝盖放松；体重均匀落在双脚。）

2 挺胸，双肘后拉，缓慢地把肩胛骨挤到一起。收腹以免背部后弯。颈与脊椎成直线。按提示的强度指标持续片刻。你应感觉胸部和肩前面有拉伸感。（拉长脖子，使其与脊椎成直线；收腹；脚趾不要向前挤压，脚后跟也不要抬起。）

和缓　　适中　　激烈

每一级别数6下；随意重复。

"孕"动良效

伸展拉长紧张和受限的胸部肌肉，帮助改善你的姿势。

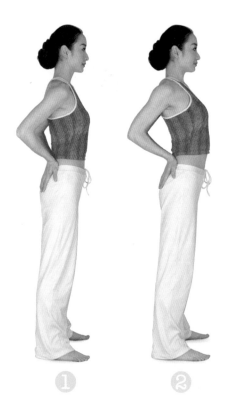

① ②

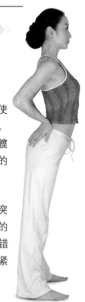

☹错误动作 ▶▶

布琳温馨提示：

牢记：把肩胛骨挤在一起，使你感觉肩前面和胸部在拉伸。要把双手放在臀部（不是在髋部），这样才可获得本动作的最好效果。

常见错误：脊柱后弯

做本动作时，你可能会向前突起腹部和胸部，这样会使你的背部严重后弯。要避免这个错误，你应保持骨盆收紧，收紧腹肌。

举手

1 双脚分立比髋部略宽。左手置于髋部。收紧骨盆，拉长脊椎，挺直站立。（收腹；膝盖不要僵硬；双脚平贴地面；双脚打开使你站得更稳。）

2 抬头，右臂缓慢举向天花板。拉长脊椎，臂尽量上举。按提示的强度指标持续片刻，然后放下手臂。放松双肩，挺直，用左臂重复。（保证你的身体重心落在双脚的中间。髋部不要偏向一侧。）

和缓 — 适中 — 激烈

每一级别侧数6下；随意重复。

"孕"动良效

伸展背阔肌，拉长脊椎。本动作会增加腹部空间，使你感到舒适。

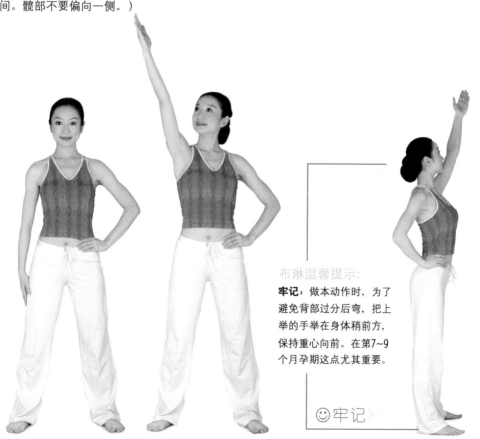

布琳温馨提示：

牢记：做本动作时，为了避免背部过分后弯，把上举的手举在身体稍前方，保持重心向前。在第7~9个月孕期这点尤其重要。

☺牢记

二、保胎安产活力有氧健身操
Aerobic exercises, good for easy delivery

什么是"有氧运动"？英文"AEROBICS"意为"有氧"或"有氧气参与的"。其实，有氧运动除了主要由氧气参与供能外，它还要求全身主要肌群参与，运动持续较长时间（一般大于12分钟）并且是有韵律的运动。有氧运动能锻炼心、肺，使心血管系统能更有效、快速地把氧传输到身体的每一部位。

有氧操（有氧健身操）就是具有"有氧运动"特点的健身操，即在音乐的伴奏下能够锻炼全身的健身运动。它的运动时间至少保持12分钟以上。

有氧操适用范围非常广泛，孕妇甚至糖尿病人、高血压患者等身体处于特殊状态的群体，都可以从中找到适合自己的有氧操课程。

以下我所编选的这套保胎安产有氧操，是国际有氧运动专家、妇幼医学专家、生理学家共同研发的有氧运动最新科研成果、美国有氧体适能协会在全球范围内大力推广的孕妇健康运动。

这套操为孕期的三个阶段提供了安全有效的运动，帮助减轻孕期中身体上出现的各种困扰。每个动作都是针对不同部位的肌肉特别编排的，这些肌肉都必须得到锻炼，以便适应怀孕，不仅对孕妇的健康有益，而且还利于顺产甚至产后体质的加强和体型的快速恢复。

另外，当孕妈妈在从事这些有氧操锻炼时，母体内的胎儿也在随着"运动"，此时胎儿的心率每分钟可增加10~15次。专家们认为，这是胎儿对运动所采取的适应性应激反应，不仅对胎儿和母亲没有危险，相反，还可增进胎儿的健康，使他们出生时身体各组织器官的生理机能均超过一般新生儿。

布琳温馨提示：为了使这些体操有效，你应该在短暂休息之后重复练习。停止前，双腿要持续运动直到呼吸恢复正常，身体凉下来。还要记住：在停止运动之前，一定要以相反顺序重复动作。运动当中不时喝水，房间的通风要良好。

1st--13th weeks

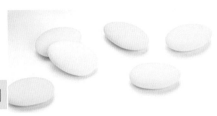

（1）怀孕的第一阶段：第1周～第13周

Aerobic
exercises,
good
for easy
delivery

✳ 卧姿收缩骨盆 ✳

动作

1 仰卧，屈膝，双脚平放在地面且分开比髋部窄。双臂放松。

2 轻轻抬高耻骨，感觉后腰与地面略有接触。收紧腹肌，数到6，始终保持呼吸。有控制地放松，然后按提示的强度指标重复。（感觉腹部向脊椎凹进；臀部放松并贴住地板；屈膝，双脚平贴地面。）

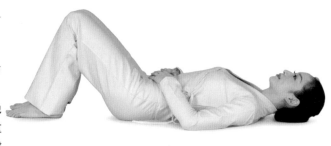

①

和缓 → 重复8次，做2套。

适中 → 重复16次，做2套。

激烈 → 重复16次，做3套。

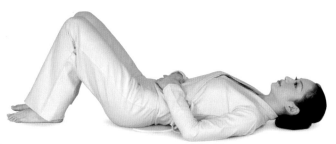

②

"孕"动良效

保持背部正确的姿势，锻炼腹部。

布琳温馨提示：要保证背部始终接触地面。因为在放松骨盆时，你可能不自觉地使脊椎后弓，从而引发背痛。

☹错误动作 ▶▶

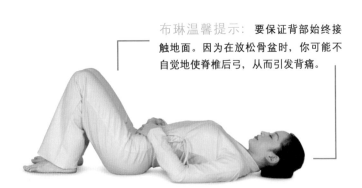

✳ 抬头和抬肩 ✳

动作

1 仰卧，屈膝，双脚平放在地面且分开比髋部窄。双手置于大腿，收紧骨盆，收紧腹部。

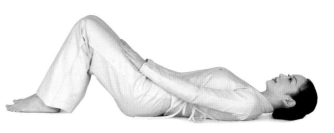

2 保持用力收腹，呼气，慢慢把头和肩抬离地面，双手滑向膝盖。抬头时，保持下巴和胸之间有一些空间。头和肩放下时，收紧腹部并吸气。保持收紧骨盆，用有节制和稳定的速度按提示的强度指标重复。

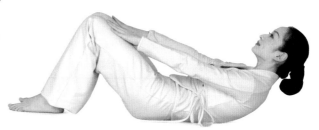

和缓　重复8次，做2套。
适中　重复16次，做2套。
激烈　重复16次，做3套。

"孕"动良效

增强腹肌，有助于支撑胎儿及你的背部。

布琳温馨提示：头和肩只应抬高到腹部保持平坦的高度。如果腹部鼓起，应降低头和肩的弯曲度。要保证在下巴和胸之间有足够的空间，以免使颈部疲劳。如果你开始觉得头重，把一只手置于脑后以便支撑脖子。

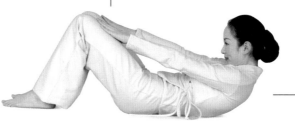

☹ 错误动作

✳ 卧姿提升腹部 ✳

动作

1 如果你觉得舒服的话，俯卧，头转向一侧，颊置于手上。放松腹部。（腿伸长并放松。）

2 现在，把腹部抬高离地。向脊椎方向收缩腹部。不要收缩臀部或骨盆。保持身体放松。数6下。然后有控制地放松，使腹部贴住地面。始终保持呼吸，按提示的强度

指标继续。（不要挤压臀部；感觉腹部向背部抬起凹进。）

和缓　适中　激烈

每一级均重复8次，做2套。

"孕"动良效
增强腹肌，有助于支撑胎儿及你的背部。

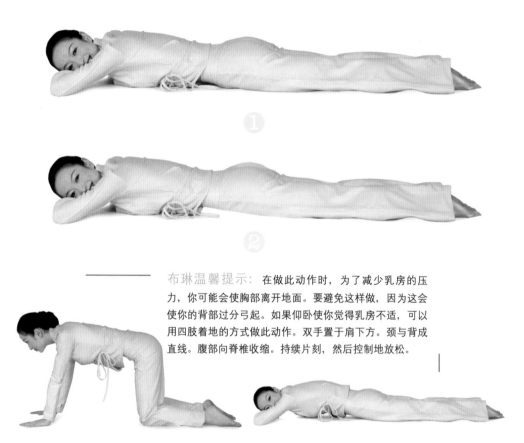

布琳温馨提示：在做此动作时，为了减少乳房的压力，你可能会使胸部离开地面。要避免这样做，因为这会使你的背部过分弓起。如果仰卧使你觉得乳房不适，可以用四肢着地的方式做此动作。双手置于肩下方。颈与背成直线。腹部向脊椎收缩。持续片刻，然后控制地放松。

☺选用动作 ▲　　　　　　　☹错误动作 ▲

❋ 卧姿伸展腿筋 ❋

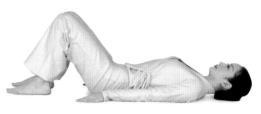

动作

1 仰卧，屈双膝，双脚平贴地面。

2 收腹，缓慢地把左腿抬离地面，膝盖保持弯曲。然后用双手扶住大腿背面。（注意臀部平贴地面。）

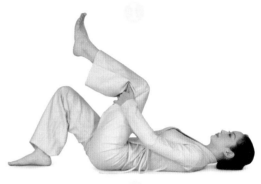

3 缓慢地伸直左腿，直到感觉左大腿背面有拉伸感。如果有必要，把一只手移至小腿以便支撑。按提示的强度指标持续，然后缓慢放下腿于地面。

4 换右腿重复。（放松上身；如果腿开始颤抖，放下它，以更慢的动作重新开始；不要太用力伸直趾尖；缓慢拉紧肌肉，不要使腿弹跳。）

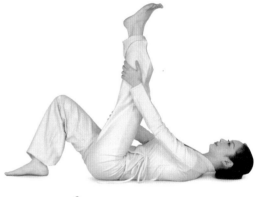

布琳温馨提示：任何时候如果感觉眩晕或恶心，应避免做所有仰卧的动作。可尝试用坐姿进行。

和缓　适中　激烈

每一侧腿数10下。

"孕"动良效

增强及拉长大腿背面的肌肉。

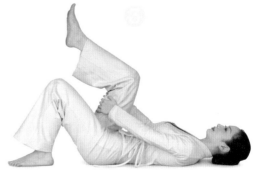

14th -28th weeks

(2) 怀孕的第二阶段：第14周～第28周

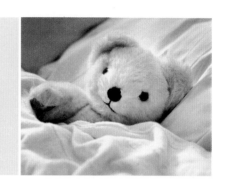

❋ 碰步 ❋　碰步加抬升和放低

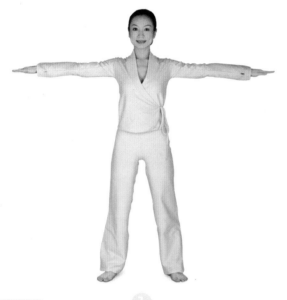

①

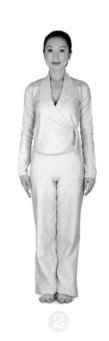

②

动作

1 双肩并拢，收紧骨盆，拉紧腹部。右脚向右外侧迈出，同时双臂上抬至肩高。肩放松，拉长背部。（放松双肩；控制手臂运动，不要把双臂向上甩。）

2 左脚碰向右脚，同时双臂放下。然后，再次抬臂，向左边重复动作。按提示强度指标继续。（收腹；收紧骨盆。）

和缓　交替16步。　适中　交替24步。

激烈　交替32步。

"孕"动良效

当你掌握了脚的动作，感到有了精力以后，你可以把手臂的动作加进去，加大有氧运动的难度，从而锻炼上身的肌肉。

✳ 跺脚跟 ✳

动作

1 双脚分立比髋部略宽。膝盖放松。收紧骨盆，收腹。双手置于髋部，身体重心移到右脚。挺直站立，挺胸，肩放松下垂。（固定脚踝，不要让脚转动。）

2 屈右膝，左腿向前伸出去，脚翘起，脚跟触地。保持髋部水平，骨盆收紧，以防背部过于后弯。右腿重复此动作。按提示的强度指标继续。（通过支撑的髋部带动身体，保证髋部在水平位置。）

和缓　交替16次。

适中　交替16次。

激烈　交替32次。

"孕"动良效

促进脚部血液流通，从而带动整个身体的活力。

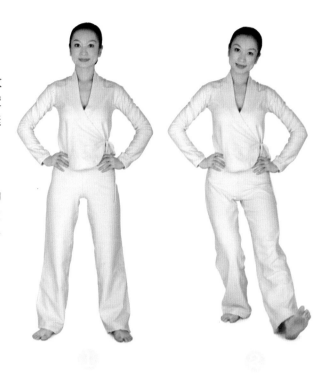

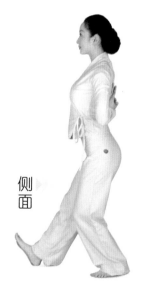

侧面 ✳

✳ 提膝 ✳

动作

1 双脚分立如髋骨宽。双臂放松置于体侧，收紧骨盆。（收腹支撑胎儿和背部；保持膝盖放松。）

"孕" 动良效
保持身体热量，提高免疫力。

2 保持背部挺直，抬左膝于髋高，用右手触左膝。挺胸，肩部放松下垂。你可能需要把膝略向外开，以免它碰到腹部。放下左膝，抬右膝重复做。按提示的强度指标继续。（在臀部正下方换脚，以防止臀部左右摇摆；固定支撑一侧的脚踝，以免脚转动。）

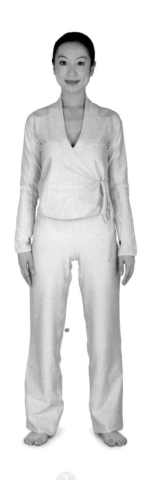

①

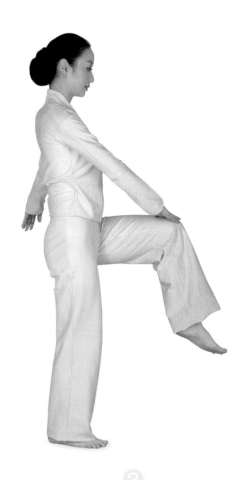

②

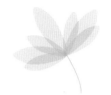

和缓	交替提膝16次。
适中	交替提膝32次。
激烈	交替提膝加"伸和拉"32次。

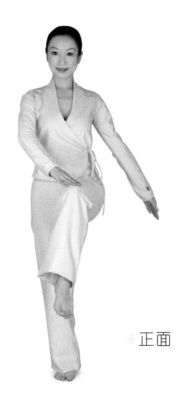

正面

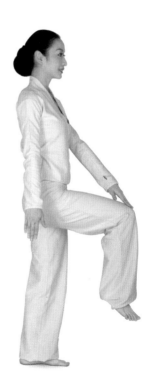

侧面

✳ 屈膝加臂环绕 ✳

动作

1 两腿分立比髋部宽些。脚趾朝外。双臂由内侧向上抬起。（收紧骨盆。）

2 脚跟着地，屈膝，双臂缓慢在身体前面放下。（收腹。）

3 当屈膝到最低位置时，双手交叉。（屈膝时身体保持成直线；屈膝时收拢臀部。）

4 缓慢伸直膝盖，双臂上抬，继续做大的绕环动作。（挺身站立；抬身时感觉大腿肌肉拉紧。）

5 伸直膝盖，双臂在上方打开。放下双臂。按提示的强度指标重复。（注意提升背部；伸直腿时膝盖不要僵硬。）

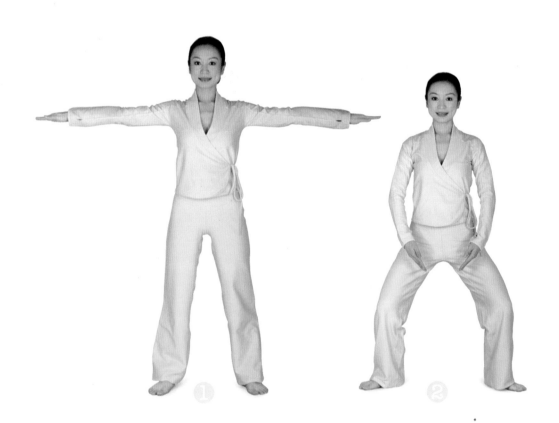

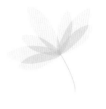

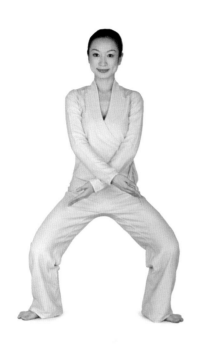

布琳温馨提示：在做本动作时，如感到耻骨周围不适，可减小腿张开的宽度。如仍感不适，取消这个动作。

和缓　屈膝8次。　适中　屈膝16次。

激烈　屈膝24次。

"孕"动良效

结实肩部肌肉，锻炼髋部肌肉和关节。

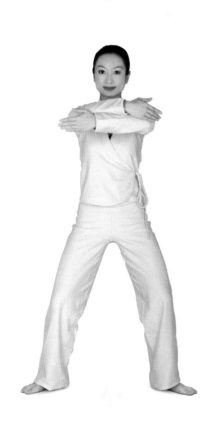

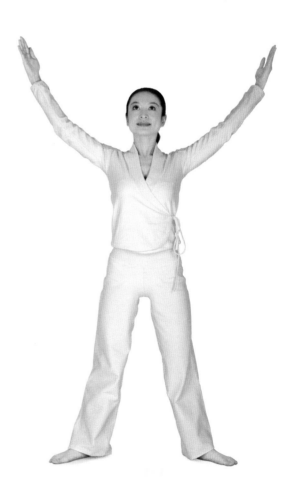

✳ 走步推手 ✳

动作

1 挺直站立，双脚稍分开。双臂置于两侧，握拳。

2 左脚向前迈一步。屈双膝，屈双肘，把双臂带到前边。

3 右脚向右旁边跨出一步，双肘用力后推。保持背部挺直，肩部放松下垂。（双脚并拢时，保证脚掌贴紧地面。）

4 双脚朝前，收腹，重复跨步动作，臂的动作要大。（始终拉直背部。）

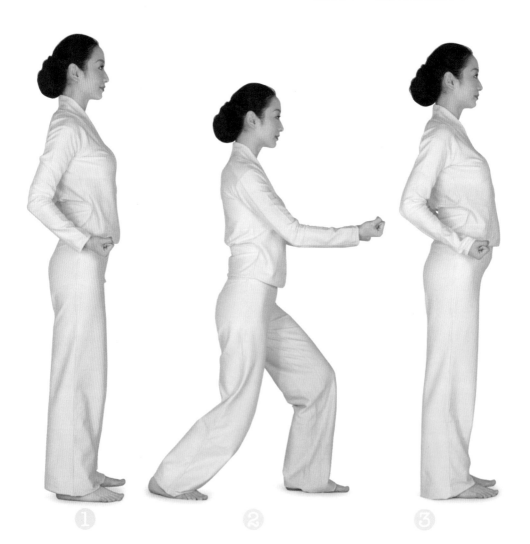

① ② ③

5 这次把左脚收回，双手举至肩高处击掌。转身，先出左脚重复。按提示的强度指标继续。（双臂向前面运动时，提升拉长脊椎；收紧骨盆。）

和缓 持续30秒。　　适中 持续1分钟。

激烈 持续2分钟。

"孕"动良效
锻炼臂部和大腿部的肌肉力度，有助于顺利分娩。

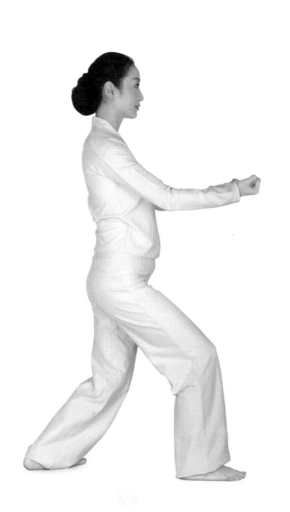
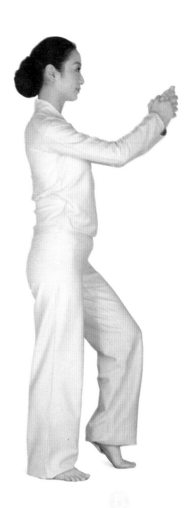

✳ 大步走 ✳

1 以大跨步在房间（或花园）行走。挺胸，肩放松。（保持屈肘，加快步伐，在加快步伐时，逐步把肘抬得更高；舒适地迈大步。）

2 屈双肘，在加快步伐的同时，逐步把肘抬得更高。记得肩部要下垂。（收腹。）

3 保证脚跟先着地，每步都要使脚掌全部着地。收紧骨盆，收腹。（昂头；身体略前倾；保持脚跟、脚尖的动作。）

4 抬膝，在原地踏步转身，按提示的强度指标继续。要保持髋部在水平位置，每步都要让脚轻触地面。（双肩放松下垂；每次踏步时，由髋骨带动身体，避免过分摇摆。）

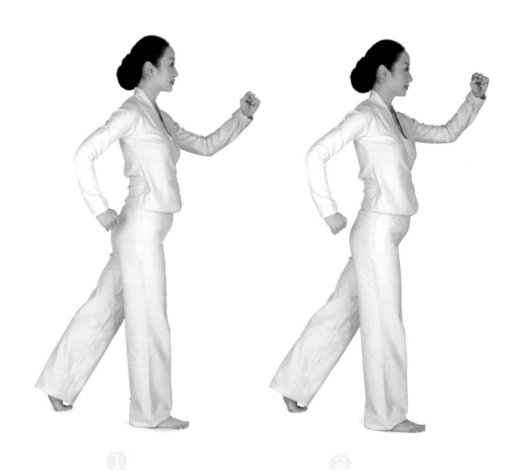

布琳温馨提示： 在进行本动作时，如
感觉耻骨周围不适，可把步子跨小一些。
如果继续感觉不适，取消本动作。

和缓 ― 持续30秒。 适中 ― 持续1分钟。

激烈 ― 持续2分钟。

"孕"动良效
可以活跃浑身的肌肉，增加肌肉的
力量，不仅可以减轻孕期体型变化
带来的背部、腰部、腿部的不适，
还可积蓄力量，利于顺产。

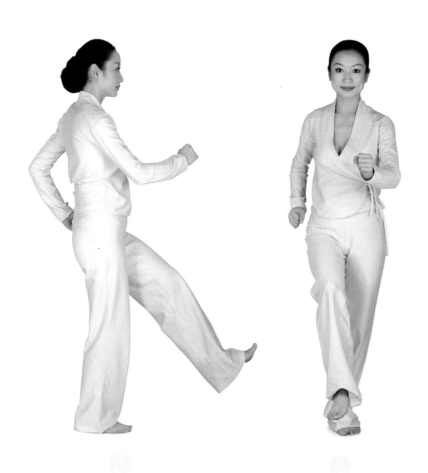

✳ 双侧踏步加双臂环绕 ✳

动作

1 双脚并拢，双臂向右摆至肩高。（收腹以便支撑胎儿及你的背部。）

2 保持髋部在正面水平位置。向左跨出一步，慢慢屈膝，同时双臂开始向下绕环。收紧骨盆。（较深地屈膝以加大运动量。）

3 继续摆臂向左抬高，身体重心移至左腿。记得由脊椎带动身体。感觉右侧有向下拉伸感。（注意动作流畅，尽可能做大；双臂上举时略向前以免背部后弯；保持髋骨的水平向前位置。）

和缓	交替8次。
适中	交替16次。
激烈	交替16次。

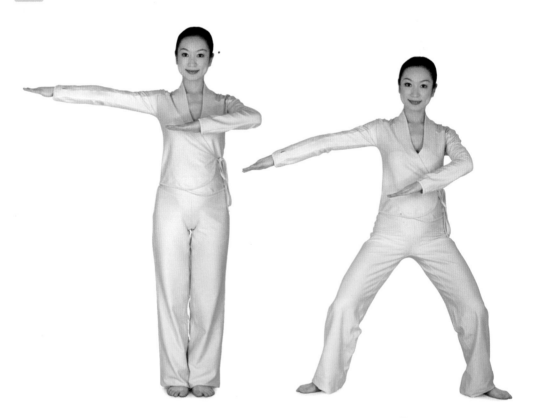

4 右脚向左脚并拢，双臂举过头。现在，向左跨出一步，双臂再次向下左绕环。身体重心移至左腿，右脚触地，双臂举向天花板。稍停，在向右重复这一系列动作前，拉长脊椎，扩胸。按提示的强度指标继续。

"孕"动良效

保持血液循环顺畅，增强腹部肌肉力量，能更好支撑胎儿。

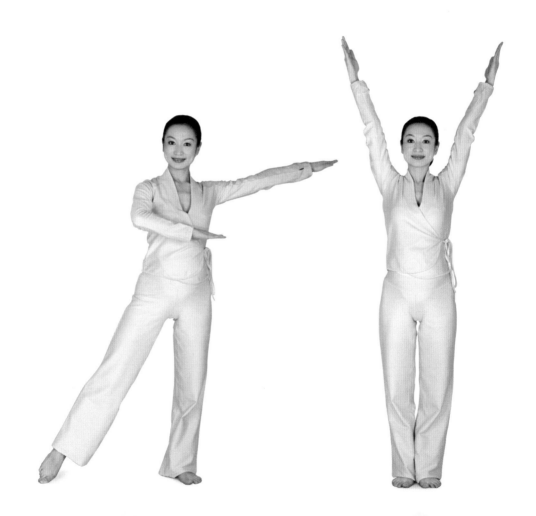

✳ 上踏板 ✳

动作

1 靠近一块踏板站立（或站在一段楼梯的最低一级）。双手置于髋部，由左髋骨带动身体，把右脚放在踏板上。（靠近踏板站立；踏上去，而不是向前迈。）

2 收紧骨盆，收缩腹肌，用右脚踏上踏板。保持髋骨在水平位置，身体略前倾。挺胸，肩部放松下垂。（每次上踏板时，由支撑的髋骨带动身体；保持步伐缓慢有节奏。）

"孕"动良效
使膝部关节更加活韧，腿部肌肉力量增强。

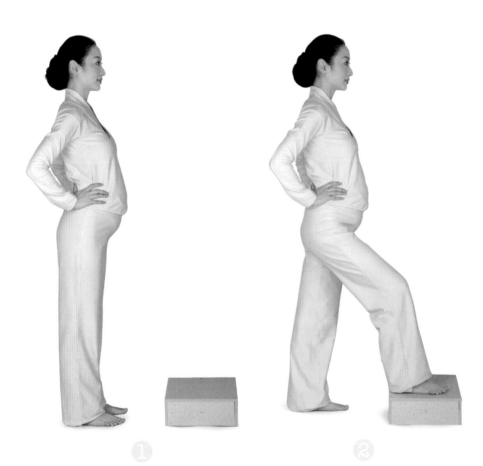

① ②

3 保持提高背部和胸部，收紧骨盆，左脚随右脚之后站上踏板。（抬头，颈部与脊柱成直线；站直时，保持膝盖放松。）

4 右脚先从踏板下来，然后把左脚收下来与右脚并拢。再先出左脚重复以上动作，按提示的强度指标继续。（不要让髋部左右摇摆。）

和缓　持续30秒。

激烈　持续2分钟。

适中　持续1分钟。

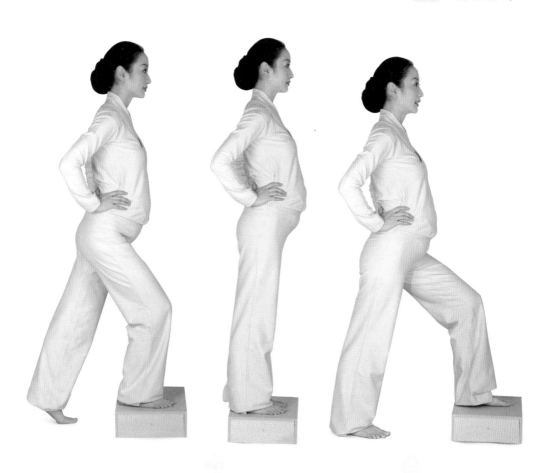

28 weeks later

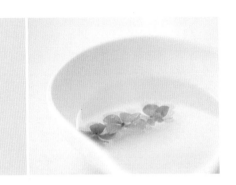

（3）怀孕的第三阶段：第28周以后

＊站立弯曲腿筋＊

动作

1 双脚分立与髋部同宽，离墙一步。身体略向前倾，双手在肩高处放在墙上。右腿向后伸出，挺直。上身前倾，右脚上翘，抬右腿。肩部放松正对墙壁；收紧骨盆；收腹；保证髋部在脚上方，正对墙壁。

和缓 → 每一侧腿8次，做2套。

适中 → 每一侧腿16次，做2套。

激烈 → 每一侧腿16次，做3套。

"孕"动良效

增强大腿背面的肌肉，有助于弯腰和抬起身体。

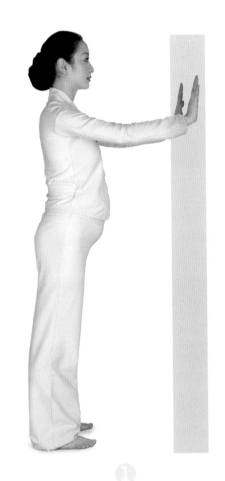

①

2 保持大腿抬高，髋骨正对墙，屈右膝，把脚跟拉向臀部，伸直膝盖。换左腿重复做按提示的强度指标继续。（上身前倾；如果支撑的髋部开始疼，休息片刻。）

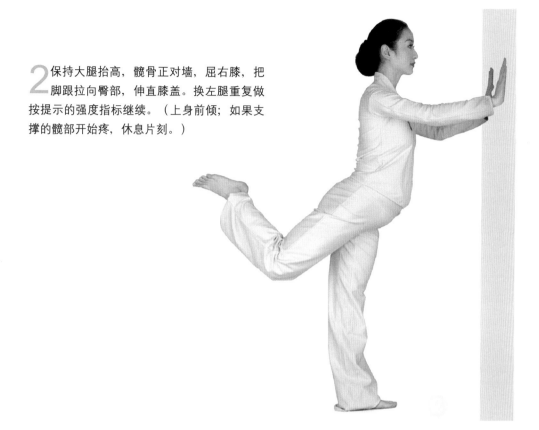

布琳温馨提示：保持上身前倾，不要把腿抬得太高，因为这样会引起腰下部紧张。控制运动很重要。

☺ 选用：

你可以跪着做这个动作，不过要小心，不要让背部后弯，如果你觉得恶心或胃不适，取消这个动作。

❋四肢着地，两前臂置于肩下。

❋保持头和脊椎成直线，伸开一条腿，尽可能举高，然后放下。按提示指引重复，然后换另一腿。

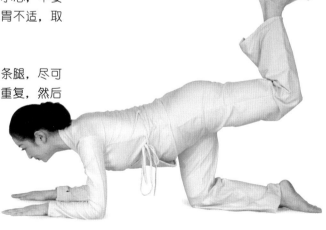

✳ 后跨下蹲 ✳

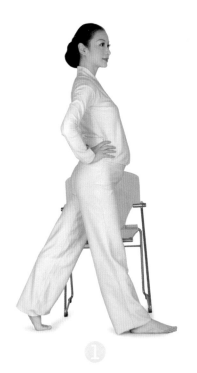

动作

1 身体左侧靠近一把椅子站立，左手置于椅背作为支撑。双脚分立与髋部同宽。面部朝前方，左腿向后跨出，脚跟离地。保证体重在两脚之间。收紧骨盆，挺直站立。（收腹。）

2 保持背部挺直，收腹，慢慢弯下两膝，左膝朝向地面。右膝与右脚踝成直线，左膝与右髋骨成直线。慢慢站直回到开始位置，但不要使膝盖僵硬。再次收紧骨盆和腹部。按提示的强度指标重复，然后换另一边。（拉长脊椎，扩胸；膝弯得越低，动作难度越大。）

和缓 → 每一侧腿4次，做2套。

适中 → 每一侧腿8次，做2套。

激烈 → 每一侧腿16次，做2套。

"孕"动良效
增强股四头肌（大腿前面的肌肉）和臀肌，有助于弯腰和抬起身体。

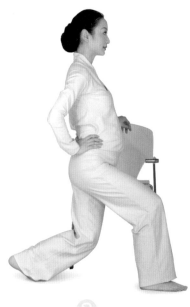

布琳温馨提示：**本动作难度较大，所以开始时只要稍作屈膝。待你感到腿较为有劲时，弯低一些。如果你感觉不适，或膝盖太费劲，可重复热身运动里的屈膝动作。**

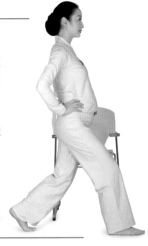

☺ 选用动作 ▶▶
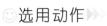

❋ 伸腿 ❋

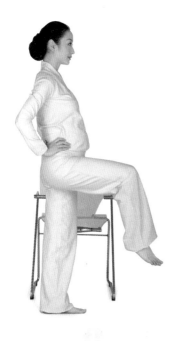

动作

1 站在一把椅子旁边，左手置于椅背作为支撑。双脚略分开，右手置于髋部，身体重心移至左腿，由髋部带动上身。收紧骨盆，拉紧腹肌。右膝抬高离地，到舒适的高度。（放松脚趾；固定支撑的脚踝。）

2 保持抬起大腿，慢慢伸直右腿，但不要使膝盖僵硬。然后，屈膝，保持抬腿。按建议的次数重复。放下右腿，由左髋骨带动身体以保持髋部的水平位置。左腿重复。

和缓　　每一侧腿8次，做2套。

适中　　每一侧腿16次，做2套。

激烈　　每一侧腿16次，做3套。

"孕"动良效
增强股四头肌（大腿前面的肌肉），帮助支撑膝盖。

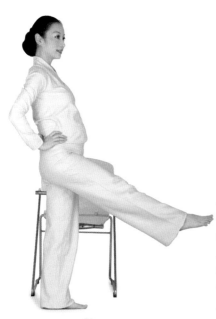

选用动作

布琳温馨提示：坐在椅子上做这个动作可能更舒服。挺身坐在一把直背椅子上（或在身后放一个靠枕作为支撑），缓慢弯曲和伸直每条腿。把这个动作加入办公室的计划表里!

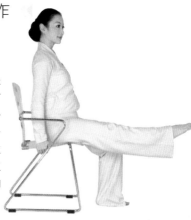

✳ 抬小腿 ✳

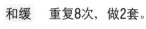

动作

1 双脚分开与肩宽，离墙一步站立。保持膝盖放松。拉长脊椎，身体略前倾。双手轻放在墙上。眼向前看。（收紧骨盆；收腹。不要多次重复，连续多次的快速重复会引起肌肉抽搐。）

2 脚趾朝前，体重均匀分布于双脚，慢慢踮起脚尖。注意使身体重心向前落在前脚掌上。挺胸。拉长脊椎，收腹。持续片刻，然后缓慢下降，脚跟轻轻着地，按提示的强度指标重复。（让身体前倾，以免因后倾使脚跟着地；固定脚踝防止在关节部位转动；尽可能抬高脚弓。）

和缓	重复8次，做2套。
适中	重复6次，做2套。
激烈	重复16次，做3套。

"孕"动良效

增强小腿肌肉，改善腿部血液循环。如果你患有静脉曲张，本动作特别有帮助。

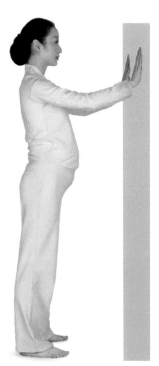

①

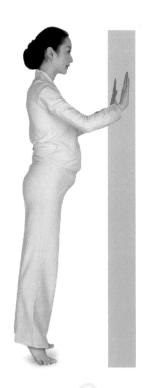

②

✳ 骨盆底运动 ✳

1 慢收缩

双脚略分开，站、卧或坐。收紧肛门括约肌周围的肌肉，持续片刻。同样，缓慢由阴道收紧尿道括约肌周围的肌肉。持续数到6，有控制地放松。然后按提示建议的强度指标重复。如果你从未做过这种肌肉运动，可能分辨不出各自的动作。经过练习，就会容易了。（放松身体其他部分，始终保持呼吸。）

2 快收缩

双脚略分开，站、卧或坐。在一次收缩动作中收紧所有骨盆底的肌肉。持续数1，然后缓慢而有控制地放松。按提示的强度指标继续。（不要收紧腹部和臀部的肌肉。）

布琳温馨提示：你可以用任何一种姿势，如卧、站、坐，来完成这个动作而不会被任何人发现。尽可能多做这个动作：在上班时，在汽车里，在看电视的时候。不过小便时不要做，因为会引起感染。

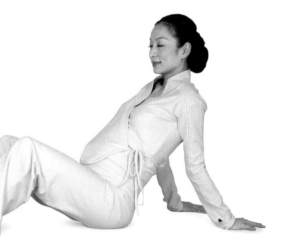

慢：重复4次，做4套。
快：重复6次，做4套。

"孕"动良效

增强骨盆底的肌肉，有助于支撑胎儿，减少孕期和产后失禁的危险。

✳ 跪姿提升腹部 ✳

动作

1 四肢着地，双手置于肩之下，手指朝前，膝盖在髋部下方。肘略放松，保持背和颈伸长。放松腹部，但背部不要弯曲。（注意颈和脊椎成直线；放松腹部；髋部在膝盖上方。）

2 呼气，收腹，向脊椎方向提升胎儿。肘部略弯曲，数6下。记得继续呼吸。有控制地降低和放松腹部，按提示的强度指标重复。（在收紧腹部时，感觉在提高胎儿。）

布琳温馨提示：如果你觉得眩晕或恶心，稍事休息。在放松腹部时，注意不要让腰部下坠，因为这样会给脊椎太多压力。

和缓 → 适中 → 激烈

每一运动级别均重复 8 次，做 2 套。

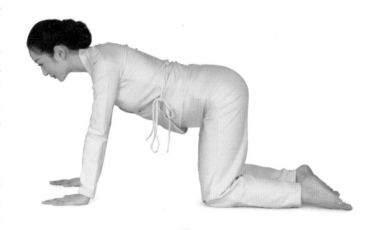

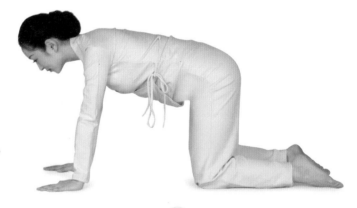

"孕"动良效

增强腹肌，有助于支撑胎儿及你的背部。

✳ 跪姿收紧腹部 ✳

动作

1 四肢着地，双手置于肩下，手指朝前，膝盖在髋部下方。保持背和颈伸长。收紧腹部以免背部后弯。（在动作的任何时候都不要使肘部僵硬。）

2 收紧骨盆，在向天花板方向抬高拱起背部时，把胎儿拉向你。保持呼吸，数6下。缓慢降低，使背和颈成直线。按建议重复8次，做2套。（有控制地放低背部以防止其凹下；头轻轻向前弯低；收腹，尽可能抬高胎儿。）

和缓   适中   激烈

每一级均重复8次，做2套。

"孕"动良效

增强腹肌，有助于支撑胎儿和你的背部。

布琳温馨提示：在你没有弯曲身体时，不要让腹部和乳房的重量把背部和脊椎拉低成弓形。如果手感到刺痛或麻木，你觉得这个姿势不舒服，可以把肘部放在一把结实的椅子上。

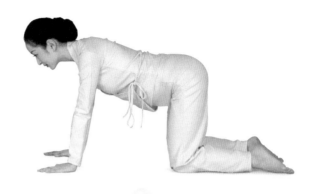

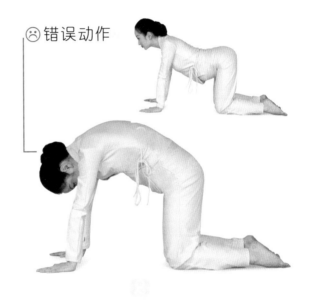

☹错误动作

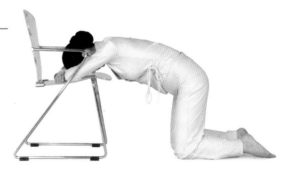

 ☺选用动作

✳ 掌上压 ✳

动作

1 四肢着地，双手分开比肩宽，手指朝前，膝盖在髋部下方。颈和脊椎成直线，保持背伸长。收紧腹部。（注意你的身体重心保持在双手上方。）

2 屈肘，脸向地板低下去。保持头和脊椎成直线，肘在手腕上方，身体重心向前。慢慢抬高回到开始位置，不要使肘部僵硬。按提示的强度指标重复。（收紧腹部，避免背部后弯。）

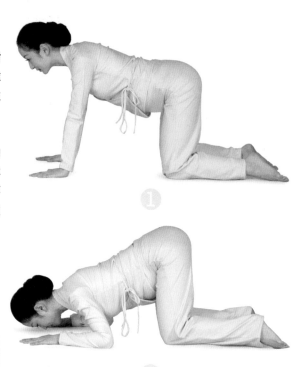

①

和缓	→	重复4次，做2套。
适中	→	重复8次，做2套。
激烈	→	重复16次，做2套。

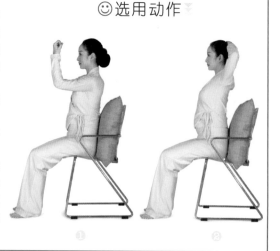

②

"孕"动良效
增强支撑乳房的胸肌，调节肱三头肌（手臂后面的肌肉），有助于提物及携物。

布琳温馨提示：随着婴儿的生长，这个动作会变得越来越难。如果用四肢着地的方式使你觉得头昏，胃部不适，膝盖不适或手指刺痛，应该选用坐姿压胸。这个动作可以加入到你的办公室计划表中。

选一把结实的直背椅子，身后放一个靠枕。收紧骨盆，挺胸，收腹，以便支撑胎儿和你的背部。在胸前肩高处把两肘压在一起。如果乳房感觉不适，可让肘略为分开。

双臂抬高，双肘向两侧打开，背不要后弯。在把双臂带回胸前时，手腕和上臂应成直线。如果你喜欢，可以持一条拉力带，将其横在背上部，双臂向两侧打开如肩高。把双臂在你胸前交叉，然后再向两侧打开。

☺选用动作

① **②**

✳ 大腿外抬 ✳

动作

1 向左侧卧，头放在左臂上，屈左膝。保持膝盖略向前（如果需要，可放一个靠枕在腹部下面）。伸直右腿，脚掌上翘，向前转动右腿，使脚趾朝向地板。收紧骨盆，略前倾，把右手放在你面前的地面。（收腹；上方一侧髋骨向前摆不用向后转。）

2 拉长右腿，由髋部慢慢带动身体抬高，保持髋部前倾，脚掌翘起，膝盖放松。然后有控制地缓慢放下妥。不要让腿突然落下。

保持呼吸，按提示的强度指标继续，然后换腿。（收紧骨盆，收腹，以免背部后弯；缓慢小心进行，不要甩腿。）

和缓 每一侧腿重复8次，做2套。

适中 每一侧腿重复16次，做2套。

激烈 每一侧腿重复16次，做3套。

"孕"动良效

增强臀肌（臀部和大腿肌肉），使骨盆稳固。

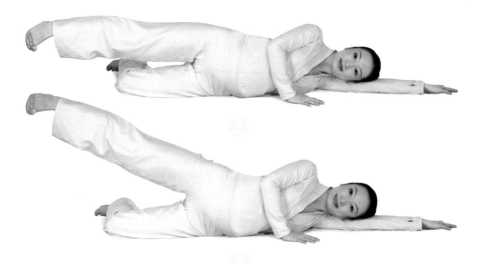

布琳温馨提示：如果感觉骨盆前面或后面疼痛，立即停止。如果这些部位不适，检查你的方法是否正确。如果继续感到不适，取消这个动作；如果感到上方腿的膝盖不适，可慢慢将膝盖屈起来。保持身体前倾，动作进行要缓慢。

☺选用动作

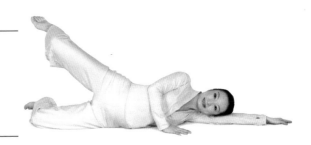

✳ 大腿内抬 ✳

动作

1 向左侧卧，头置于左臂上。右腿向前屈，在右膝下放几个靠枕，使之与髋部齐平。右手放在你面前的地面作为支撑，伸直左腿，如此你的左腿内侧朝上。（如果下方一侧的髋部紧贴地面，把骨盆再收紧一点；收腹。）

2 收紧骨盆，收腹。由髋部拉长左腿。脚掌上翘，有控制地抬腿。保持左腿内侧朝上，膝盖放松。然后，缓慢放下左腿。按提示的强度指标重复，然后换腿。（抬脚跟时，脚跟脱离地面。）

和缓 每一侧腿重复8次，做2套。

适中 每一侧腿重复16次，做2套。

激烈 每一侧腿重复16次，做3套。

"孕"动良效
增强内收肌（大腿内肌），有助于稳固骨盆。

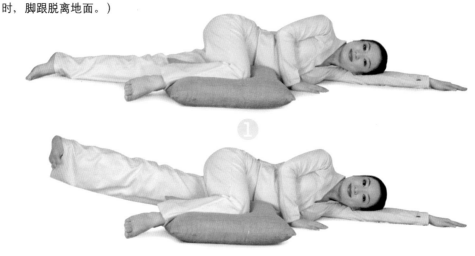

①

②

布琳温馨提示： 如果你感觉骨盆或周围疼痛或不适，从你的运动计划中取消本动作。
如果在抬腿时，下面腿的膝盖感到不适，就稍屈膝，保持身体前倾，有控制地缓慢抬高和放下腿。

☺选用动作 ▼

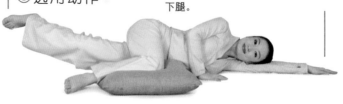

三、孕妈妈十月瑜伽生活馆
Yoga for pregnant women

源自古老印度的神秘瑜伽，它其实并不是一种"时尚"运动，而是具有6千年以上悠久历史的养生健身术，是世界医学、保健学、长寿学的宝贵遗产。它更是一种深邃的哲学、宁静致远的生活方式。

现在一般讲的瑜伽，是指练功方法，用来增进身体、心智和精神的健康。

瑜伽神奇的体位法是一种里外兼施的和缓运动，能让五脏六腑得到调理，驱除疾病，使人容光焕发；舒缓的呼吸法与瑜伽冥想，能调整身心，释放压力，让身心处于愉悦的状态。

在女性一生中最特殊的时刻——孕期，伴随着周复一周甚至日复一日的激素剧烈变化所带来生理和身体上的困扰，导致孕妈咪的生活一片混乱！如孕吐期的难过及随Baby的长大而出现的种种反应：手脚麻痹、腰部沉重酸痛、脚部浮肿抽筋、重心不稳、消化不良、呼吸困难等等。同时，你还要担心Baby胎位是否正常，憧憬Baby出生后的模样、性别……而要命的产前忧郁症更是冲淡了怀孕的喜悦……瑜伽却能为这所有的一切提供一个平静的庇护所！准妈妈与宝宝都能在这里体会宁静与舒适！

按照古印度典籍《瑜伽经》的记载，"祉的光辉笼罩女性"，印度妇女将瑜伽视为生活的一部分。下面我所编选的瑜伽动作，是数百种瑜伽体位法中最轻柔、舒缓、安全的，它的神奇功效已使千百年来的印度女性从中受益！

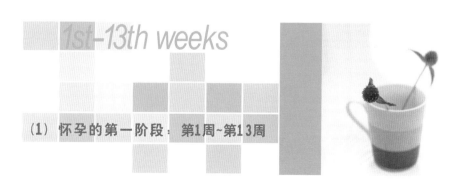

1st-13th weeks

（1）怀孕的第一阶段：第1周~第13周

Yoga
for
pregnant
women

❋ 臀部旋转 ❋ `15分钟`

`动作`

1 以左脚跟尽量靠近耻骨的姿势坐着；右脚跟靠近右侧臀部。双手放在身后，用指尖撑地，这样可以扩胸、伸展肩膀和脊柱。（如果感觉难度较大，可将左脚跟指向右膝盖。）

2 自然呼吸，上身微微后仰，双手支撑身体重量。抬起左膝盖，让左小腿与地面垂直。可以轻轻抬起右腿，配合完成动作。慢慢吸气。

3 吐气，顺时针转动身体，靠近右后侧的脚，大概转动180度。右膝向外移动直到触到地面，同时，左膝向内移动45度角。吸气，将身体挺直。
重复转动动作，配合呼吸，每个方向6次。

4 回到开始的姿势。慢慢把双手放到胸前。

安全提示： 如果有踝关节疾病或近期脚踝扭伤过，不要练习这套动作。不要在坚硬的物体表面上练习，坐在足够厚的垫子上以保护尾骨。

5 双手举过头顶，同时慢慢吸气。

6 继续吸气，直到双手向上完全伸直。

控制着慢慢吐气，收回双手，当手放在胸前时，结束吐气。重复此套动作6次，仔细调整呼吸。

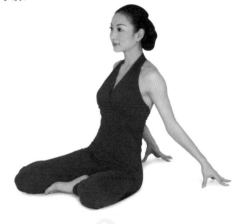
①

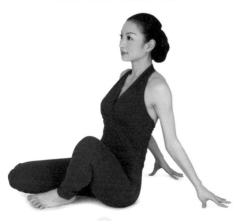
②

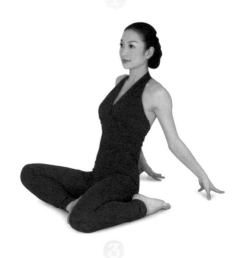
③

这套运动只要注意呼吸，动作连贯就可以了。脑中
想着："我扎根在土地中，我的祈祷飞向天堂。"

"孕"动良效

这项臀部旋转运动与
乌鸦走姿极为相似，
关节会感到很累。这
个动作可以防止臀
部、膝盖、脚踝僵
硬，按摩臀部，分解
脂肪；促进腿部血液
循环；按摩小腹，减
轻便秘。也可以让练
习者为其他坐姿，例
如莲花式坐姿。

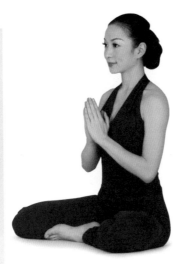

❹

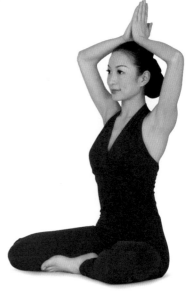

❺

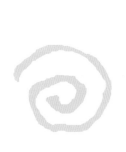

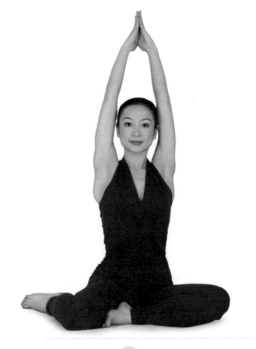

❻

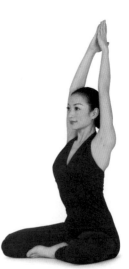

❻ 侧面

🍁 猫式 🍁 20mins

动作

1 双膝跪在地上，弯腰，屈肘，双臂支撑身体重量。大腿和上臂应与地面垂直。目视地面。

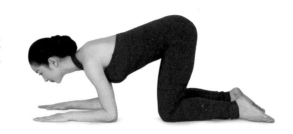

2 四肢支撑身体，肘部伸直，二头肌向前。平均分配体重，头部和脊柱保持在一条直线上。肘关节绷直以保持姿势稳定。保持此动作，停顿2~3次呼吸的时间，再重复做这个动作5次。

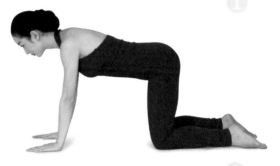

3 吸气，吐气，数到5，低头，下巴指向胸。收臀，臀部向前，弓背，指尖撑地，最大限度地伸展颈部和肩膀。
身体放松，慢慢吸气，回到（2）的动作，停顿2~3次呼吸的时间，接着重复这个动作5次。

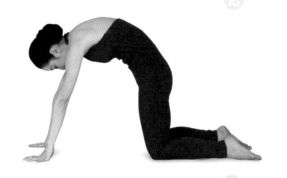

4 放松。坐到脚上放松，膝盖打开，双手支撑下巴，保持此动作做2~3次自然呼吸。

> 你的脑中要想着："我在享受着身体的灵活运动。"

安全提示： 做这套动作时，不提倡刻意让后背下塌，因为承担婴儿的重量就可以让后背肌肉得到锻炼。

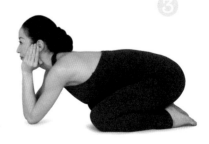

"孕"动良效

每个人都喜欢这个动作，因为弓起后背的动作让人想到一只愤怒的猫，但我喜欢把这个动作看成一只刚睡醒的猫。这套动作可加强颈部、肩膀、脊柱的灵活性。它可以提高生殖系统功能，直到怀孕6个月都可以练习。所有动作都很舒缓，而不是那么剧烈。尤其对上臂的锻炼效果最为明显。

❀ 身体平衡 ❀ `30分钟`

动 作

1 面对椅背站直，手在与肚子水平的位置抓住椅背。

精神集中在心脏。脑中想着："我很强健而灵活，像芦苇一样轻盈。"

2 吐气，吸气，数到5，抬起脚跟，当你向上伸展时，脚踝、膝盖、臀部保持平稳。

安全提示：如果膝关节或软骨有病，半蹲动作要有所限制，直到你的忍耐力提高。

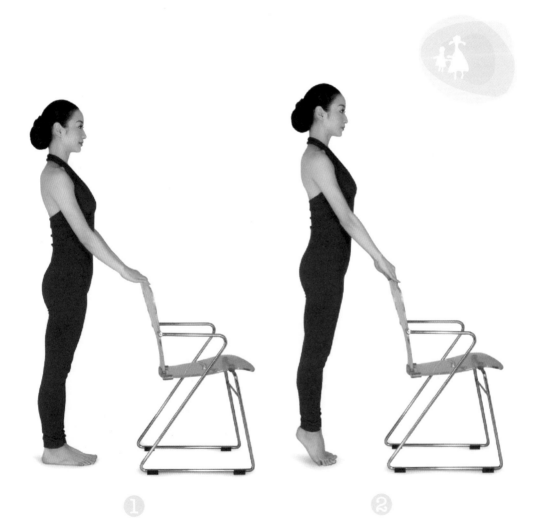

① ②

3 吐气，数到5，屈膝，下降到半蹲的姿势。

保持这个姿势一会儿，数到5。

4 吐气，数到5，完全蹲下，坐在两个脚跟上，打开膝盖，给肚子留出空间。
吸气，数到5，控制好身体慢慢起身，配合呼吸。如果你有低血压，或者感觉头晕，不要起身太快，等这种感觉过去再站起来。整套动作至少再多做2次。

"孕"动良效

这套动作简单又实用。可以提高注意力、集中精神、保持平衡、灵活关节、锻炼腿部深层肌肉。

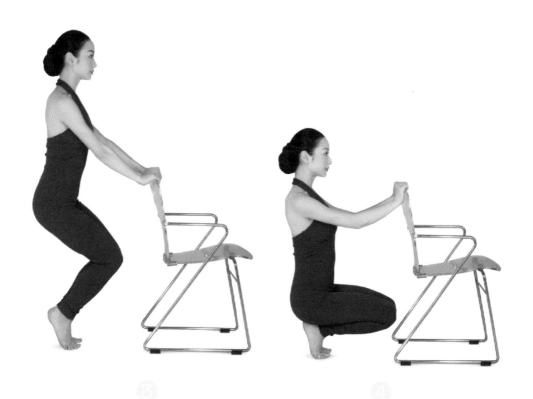

❦ 身体伸展 ❦ 30分钟

动作

1 开始动作。面对椅子站直，手前伸抓住椅背。自然呼吸，慢慢向后退，屈膝，头自然地与臀部保持在一条直线上，伸展上身。

2 要达到全身伸展，就继续向后退，伸直双腿，整个身体形成一个直角。当每次呼气时，都更大地伸展身体。调整姿势，找到最舒服的位置，保持姿势呼吸2~3次。

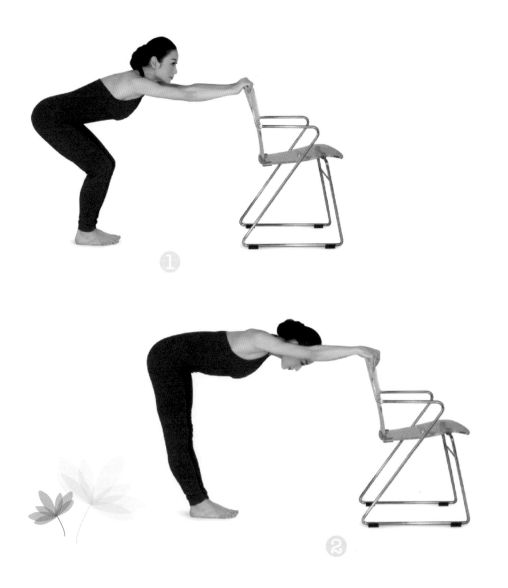

3 两脚分开与肩同宽，慢慢地屈膝，头自然地与臀部保持在一条直线上，保持呼吸2~3次。

你的意识集中在丹田，脑中想着："我在伸展。"

"孕"动良效
这套动作对拉伸大腿韧带非常有效，锻炼上背部、纠正脊柱的不良弯曲。

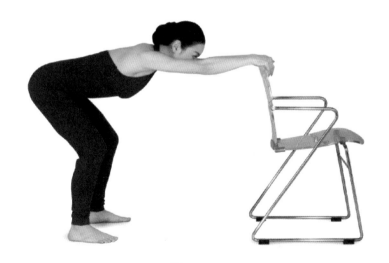

🍁 站立扭转 🍁 　30分钟

动作

1 面对椅子站好，抬起右腿把脚放在椅子上，吸气，数到5，伸直脊柱，将身体重心从受力的左腿向上拉。

意识集中在丹田，脑中想着："我要抛开生活的困扰。"

2 右手掌放在脊柱底端，左手放在右膝前侧。吐气，数到5，向右转，左手当作杠杆辅助扭转。转头，让眼睛从右肩上看过去，臀部保持不动。
保持一会儿，吸气，把脸转回去，呼气，回到站直姿势。

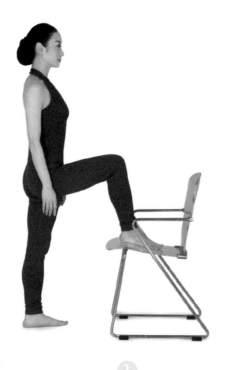

①

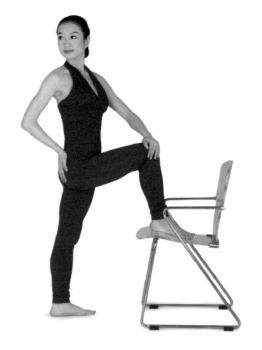

②

3 换另一边，左脚放在椅子上，向另一个方向转身。

回到直立姿势，每侧重复此动作两次。

安全提示：如果你有严重的背部疾病，不要练习这个动作。

除非是那种高级专业瑜伽练习者，否则孕妈咪不要练习坐式扭转，因为那样会给腹部造成太大的压力，对婴儿不利。这套动作是脊柱扭转的变形。

4 双腿自然分开，脚尖稍微朝向内侧。右手掌放在脊柱底端，左手尽量放在右侧臀部。

吸气，吐气，数到5，转向右侧，让骨盆保持不动，保持一会儿，然后吸气，把脸转回去，然后吐气，回到直立姿势。

换方向做，向左转。每个方向做两次。

变化动作。站立扭转，转动双脚，脚踝、膝盖和臀部绷紧，转动躯干上半部。

最后，以直立的姿势放松，保持自然呼吸。

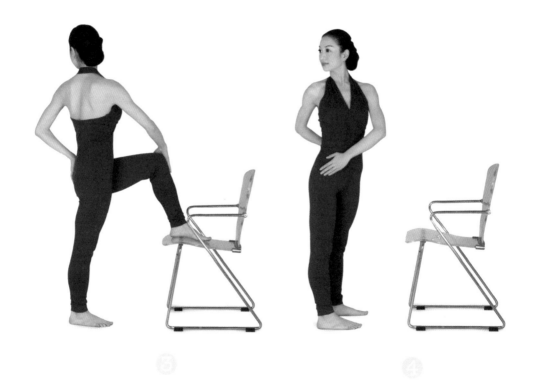

"孕"动良效

一般来说，扭转动作不只让背部肌肉更加灵活和健康，也按摩腹部和内脏器官。这项消除疲劳、恢复活力的运动也可以改变心情，释放那些由不快、困惑导致的郁闷和紧张情绪。

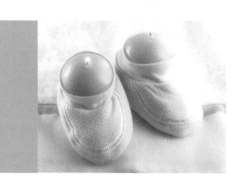

14th--28th weeks

(2) 怀孕的第二阶段：第14周～第28周

🍁 交叉扭转 🍁

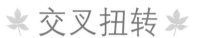

15分钟

这套动作针对孕妈咪有所改编，使之更简单易做，现在你的宝贝已经长大了，你需要更大的运动空间。这个动作也适合怀孕后期练习。

"孕"动良效
这个动作比之前脊柱扭转的伸展程度稍微强一点儿，对背痛有很大的缓解作用。也帮助练习外侧大腿和臀部肌肉。你要准备一些小垫子，可以在运动过程中支撑你的膝盖。

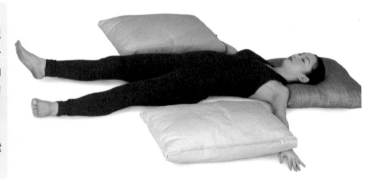

❶

意识集中在丹田，脑中想着："恐惧，随他去吧。"

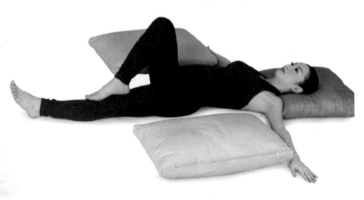

❷

动作

1 开始姿势。躺在地上，头和肩分别用垫子支撑。伸直腿，两臂张开，手臂与身体呈45度角，在练习过程中让手臂成为杠杆。整个运动过程中，肩膀始终放在地上。

2 吐气，然后吸气，数到5，沿着左腿抬起右脚，放在左侧膝盖上。

3 吐气，数到5，左膝向右侧倾斜，触到垫子或者地面。同时，头慢慢转向另一面。保持2~3次自然呼吸的时间，感受脊柱的伸长，以及对背部和腿部肌肉的锻炼。保证从左脚跟到头顶是一条直线。

吸气，数到5，恢复到中间姿势。

4 吐气，向另一个方向扭转。缓慢重复前面过程，每个方向做两次。

5 放松。脚心相对，放在毛巾卷或枕头上，膝盖弯曲，向外张开，婴儿就像躺在摇篮里。自然呼吸，后背躺在地上。

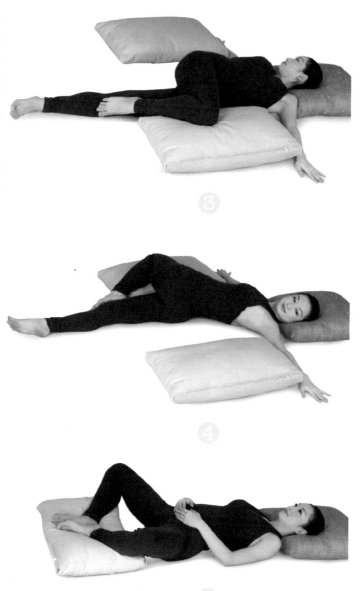

❋ 波浪 ❋　　`15分钟`

动作

1 坐在垫子上，不要刻意用力，让头、颈、脊柱保持在一条直线上。膝盖弯曲、脚心相对，组成一个"钻石"形，手放在膝盖上。

2 吸气，吐气，同时身体前倾，前倾到你感觉舒适为止。手抓着脚，可以辅助身体前倾。动作幅度可以大到头碰到脚，肚子碰到地面。

3 接着吐气，弓起背低头，手慢慢滑回膝盖。

4 继续吐气，上身后倾，到最大限度，低头，手抓住膝盖保持平衡。

5 吸气，想象气息从脊柱底部吸入。开始波浪运动，骨盆前倾，挺起后背，展开胸部。保持吸气，手推膝盖，头、颈最大程度后仰。

6 放松。双脚交叉坐着，两手相握，放在腿上，此姿势下做几次自然呼吸。

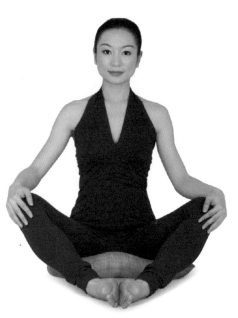

❶

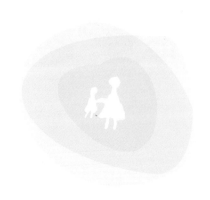

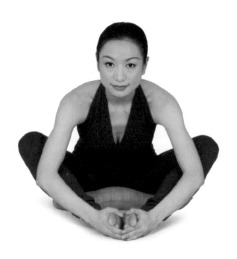

❷

这套动作能有效刺激到所有的气轮
（chakra），所以运动过程中，你的注意
力要从一个点转移到另一个点。脑中想
着："生命在我的身体里流动。"

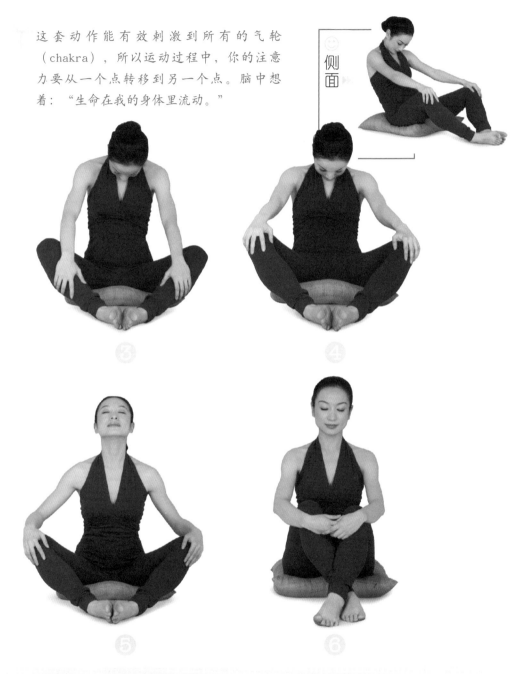

侧面

"孕"动良效

许多孕妈咪都喜欢的运动是游泳，这是对瑜伽最好的配合。"波浪"是让脊柱进行波浪式的
运动。在这套动作中，流动的感觉可以从头的运动中体现出来。头向前、低向地面、身体后
倾时低向胸前、脊柱挺直时抬头后仰。有规律的练习让你的脊柱和臀部更有弹性。

✳ 摇摆摇篮 ✳ **15分钟**

动作

1 坐在垫子或叠好的毯子上，头、颈、脊柱成一条直线，不要刻意用力。

2 脚心相对，当身体轻微前倾时，双脚向身体拉近，前臂放在小腿上。

3 保持自然呼吸，摆向右侧，将右腿外侧压到地面上，保持臀部打开。

4 借助运动的冲力让身体摆向左侧。左右摇摆至少十次。

5 现在"摇晃婴儿"，抱住一条腿，就像抱着婴儿一样，把脚放在另一侧胳膊的弯处。在肚子前面做半圈摆动动作，至少重复十次，感受到肌肉拉伸。换腿，重复以上动作。

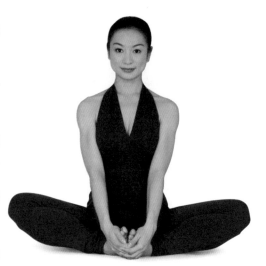

①

前三个动作把注意力集中在根轮（mooladhara chakra）和性轮（sexual chakra），最后一个动作把注意力集中在丹田。脑中想着："摇摆起来吧，宝贝。"

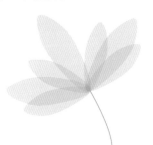

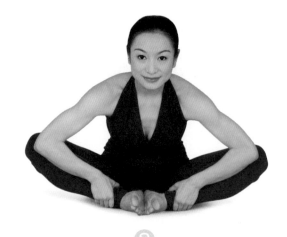

②

左右摇摆或者转圈摇晃一直让人感觉很舒服，所以你的宝贝也会喜欢的，尤其伴着喜欢的音乐。近期有调查显示，放给还在母体里的婴儿的音乐，婴儿在出生后会记得而且会喜欢。

此动作对妈妈也有不少益处，可以锻炼臀部，帮助保胎，放松腹股沟。最后一个动作"摇晃婴儿"可以锻炼平时很难锻炼得到的大腿外侧肌肉。

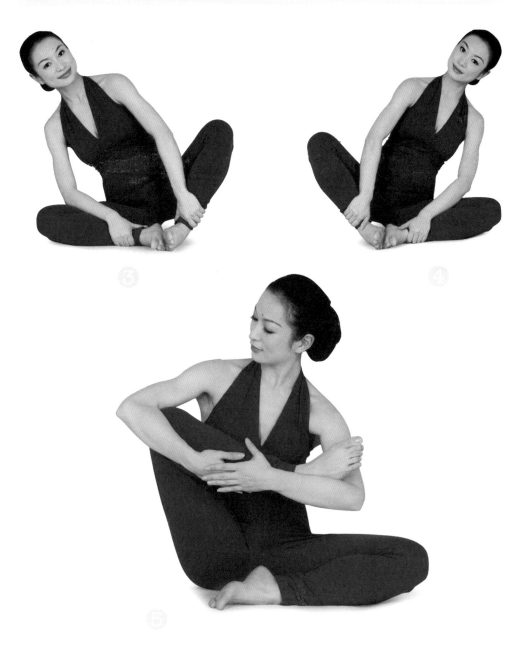

🍁 树式 🍁

动作

1 双脚自然站立，胳膊放松。

眼睛注视前方同一水平线的一点，分开脚趾，双手合十，拇指压在胸骨上。左膝向外弯曲，抬起左脚跟，放在支撑脚的脚踝处，脚掌前部着地。重心上提，骨盆保持平衡。感受心脏跳动。这个动作稳定一下，以调整平衡。

2 左脚沿着支撑腿内侧向上滑动，同时双手举过头，打开腋窝，双肘尽量向后靠。
左膝抬到与髋关节平行的位置，支撑腿保持平衡，当身体已经平衡了，继续做下一个动作。

3 用手抓住脚把它提到膝盖的位置，也可以提高到右腿大腿的高度，双手合十，向上伸直。
要慢慢地伸手，到你做到的最大程度，然后集中注意力，保持平衡，保持这个姿势2~3次呼吸的时间。

安全提示：如果有高血压，不要将手举过头顶超过一次呼吸的时间。

"孕"动良效
这个优雅的动作改编自经典的树式和单腿祈祷式，主要进行平衡的锻炼。树都是有力量、不断生长、生命力强、根深蒂固的。在瑞典，有新生儿诞生的时候，都会种下一棵树，生女孩种苹果树，生男孩种坚果树。练习这套动作的时候想象你喜欢的树，例如白桦树、柏树、橡树等。

练习过程中，保持自然呼吸。如果你感到头晕，或者不能保持平衡，不要着急，慢慢放下脚和手，重新调整呼吸。没练过这个动作或者没有辅助无法完成这个动作的，可以用椅子。

树式使肌肉得到练习，放松关节，提高注意力和平衡能力。

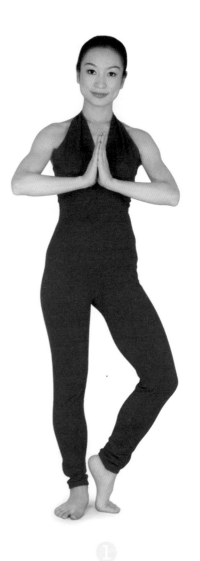

①

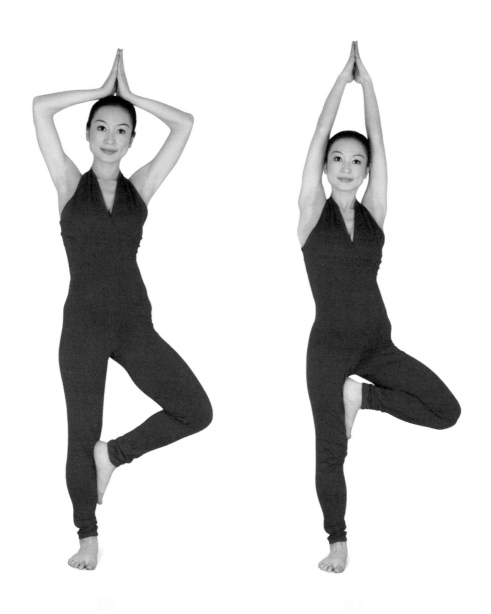

注意力从脚（根）移动到心脏（树干）、头和手臂（树枝）、思想（果实）。脑中想着："我很强壮，也很灵活，我慢慢地健康生长。在我的生命过程中，我的根基很牢固。"

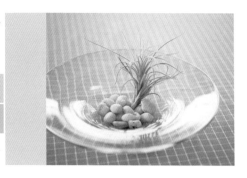

28 weeks later

（3）怀孕的第三阶段：第28周以后

✿ 生命之圈 ✿

15分钟

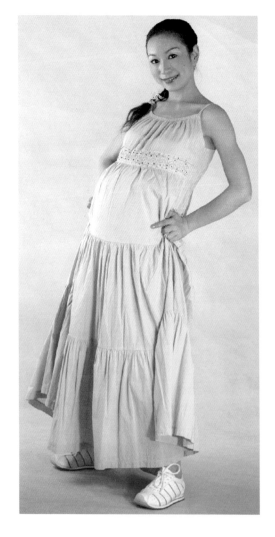

在人们的传统观念中，圈代表了灵魂从出生到死亡再到重生，是不间断的生命之圈。这个观念对女人来说非常有意义。这套动作不仅对身体有很多益处，而且如果说到对生命的特殊意义，它更是积极向上的。从心理学上来说，它可以帮助将生活中的那些棱角变得柔和。许多瑜伽动作都太硬朗太男性化了，把一个圈用幽雅、圆滑、流畅、娇柔的方式转动是一个很好的运动。

练习这套动作没有什么禁忌。但是一定要确定你在椅子的前半部分坐稳了。如果必要的话，让椅子靠着墙壁。

注意力和意识可以提高对动作的理解和效果。你的注意力集中在圈上，脑中想着"我与生命之圈相连。"

动作

1 稳坐在椅子前端，两腿分开呈丁字形，膝盖和脚呈一直线与地面垂直。臀部、脊柱、颈部和头在一条直线上，坐姿不要僵硬。双肘在腰部弯曲，握住胶圈。保持2~3个呼吸的时间。

2 吸气，吐气，数到5，同时向右侧弯腰，顺时针转动胶圈，转动到手臂能伸展的最大程度。这个过程中臀部始终稳稳地坐在椅子上。转头看着胶圈顶端，如果这样做感到肌肉拉得太紧，那么就看着地面。转动的轴心大概与喉咙水平的位置，手自然搭在圈上。

3 吸气，数到5，身体恢复到初始状态。吐气，数到5，向左侧弯腰，逆时针转动胶圈，是身体在运动，不是胳膊在运动。胶圈只是让动作看起来美观并确定动作的完成。每侧至少做5次。

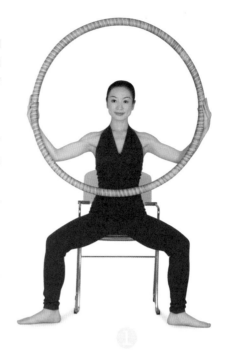

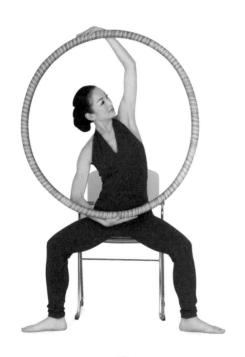

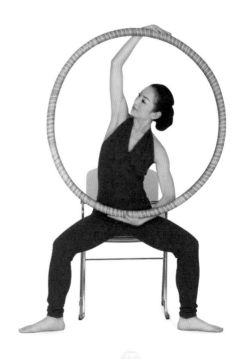

4 初始姿势下，收脚，脚跟相对，前脚掌着地，屈膝，腿呈菱形。

5 吸气，吐气，数到5，向右侧弯腰。

6 吸气，回到开始姿势，吐气，向左侧弯腰。每侧至少做5次。

"孕"动良效

这套动作对孩子的出生是一个很好的准备。表面上很简单，但作用于每一个关节和每块肌肉，舒展骨盆，整个身体都得到锻炼。不是每个身体发胖的孕妈咪都能舒适地坐在地上，所以可以坐在椅子上做这个练习。直径在75~90（30~36英寸）厘米的胶圈用来练习这套动作最合适。

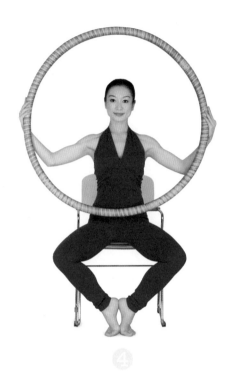

④

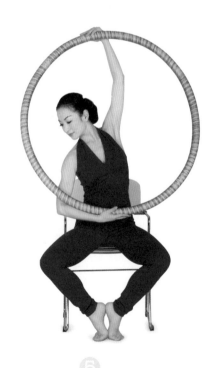

⑤

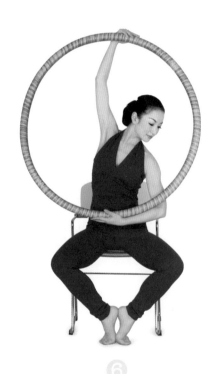

⑥

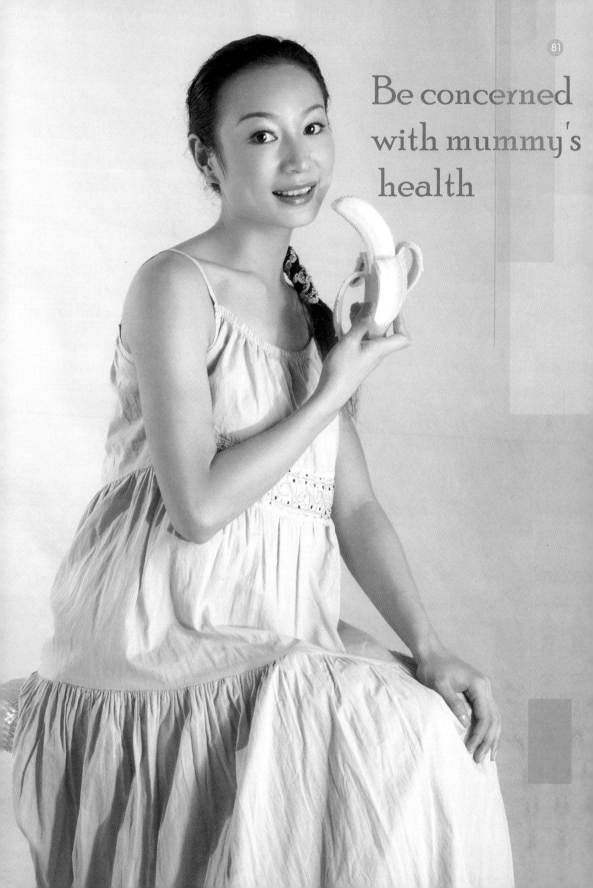

Be concerned
with mummy's
health

✽ 升降机式伸展 ✽ `15分钟`

动作

1 稳坐在椅子前半部，两腿劈开，小腿垂直地面。手放在大腿内侧，靠近膝盖。并把手当作杠杆伸展躯干、把腿分开到最大程度。微微向前倾斜，头、颈、脊柱自然地保持在一条直线上。

吐气，然后吸气，收缩骨盆底肌肉，想象它们就是大厦里的电梯，暂停--会儿。

2 慢慢吐气，放松骨盆底肌肉。想象电梯降到底层，同时双手顺着小腿滑到脚踝。重复这个动作5次。

3 回到开始的姿势，双腿、双脚并拢。抬起脚跟，双手抓住臀部后侧椅子边缘。

吐气，然后吸气，闭上眼睛，挺胸，头最大程度向后仰，要自己感觉舒适，同时收缩骨盆底肌肉。

保持姿势一会儿，然后吐气，放松骨盆底肌肉，回到开始姿势。重复这个动作5次。

4 放松。反过来跨坐在椅子上，手臂放在椅子背上，头放在胳膊上。

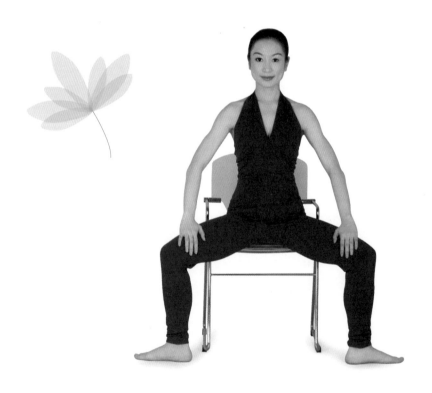

1

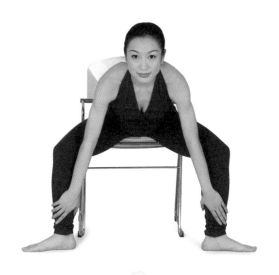

脑中想着："我有力量和能力去享受生育的过程。"

"孕"动良效

有各种各样的关于如何为生孩子做准备的说法，大多数女人在羊水马上要破之前，会知道该是做好准备的时候了。这样很好，但是在此前投入一些精力，做准备同样重要。这套动作可以帮助你锻炼骨盆，为生孩子做准备。动作幅度不要太大。

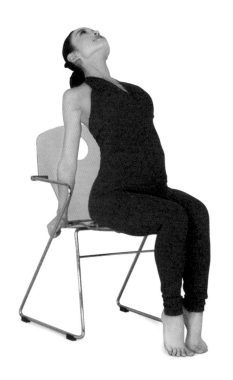

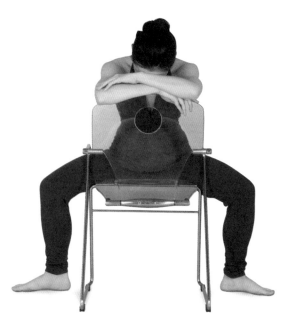

✦ 自我按摩 ✦ 15分钟

安全提示：
如果你有高血压，按摩的力量要柔和。

动作

1 坐在椅子上，胳膊上搽点乳液，把手抬过头顶，左手抓住右胳膊，紧紧抓着胳膊，沿着胳膊向下推，就像你在把血液向心脏挤一样。多做几次，确定按摩到右手的每个地方。

2 继续推压到腋窝，绕着乳房的边缘，到胸部中心，多重复几次。
举起左手，重复以上按摩过程。
两侧重复此动作2次。整个过程自由呼吸。

3 抬起右腿，就像穿丝袜一样，进行从脚趾到膝盖的淋巴按摩。重复几次按摩，确定每个地方都得到按摩。

4 自然呼吸，从膝盖到臀部按摩，重复几次，确定每个地方都按摩到。
抬起左腿，同样方式按摩。重复整个腿部的按摩过程，每条腿再按摩2次。

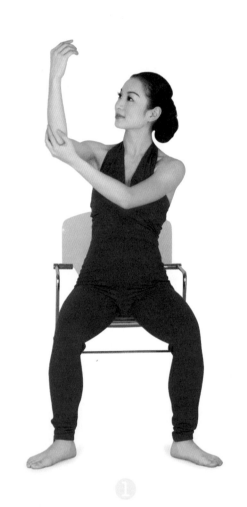

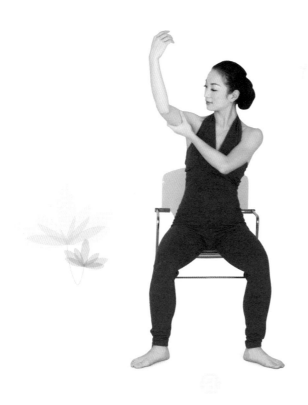

注意力集中在心轮，脑中想着："温柔的触摸我的身体，让我的孩子安静。"

"孕"动良效

花点时间找个自己舒服的姿势给自己做个按摩是必要的。你的孩子也会对这个举动有所感觉。这里教的按摩方法作用在淋巴系统，有自然的利尿作用。

当然，你可以穿着衣服做按摩，但是为什么不在洗完澡后不穿衣服做呢?

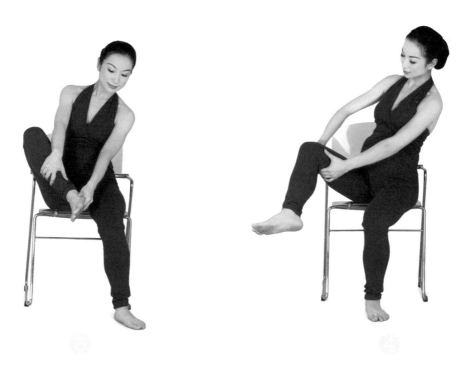

❋ 8字按摩 ❋ `15分钟`

动 作

1 坐在椅子前半部，脚跟相对，腿呈菱形。双手胸前交叉，双手轻柔抓住颈肩部肌肉。

2 整个过程保持自然呼吸频率，手放到胸部，重叠。

3 手放到左侧乳房下方，顺时针沿着肚子滑动。如果你觉得逆时针滑动更舒服，那就从右侧开始。

4 当手移动到肚子下方时，手环抱着肚子。

5 继续移动双手，到肚子右侧（左侧），到左侧（右侧）乳房下，反方向滑动双手到心脏位置，回到开始位置。继续做这套动作5次。

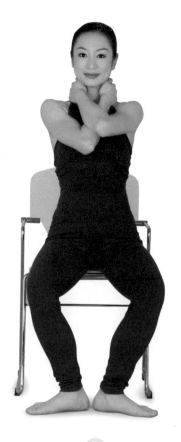

①

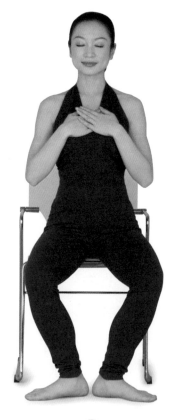

②

精力集中在脐轮和心轮。注意力集中在："爱在我身体里跳跃。"

"孕"动良效

整套动作是流畅、交叉的8字形运动。这个动作可以光着身子或者穿衣服做。它简单有效，放松颈部和肩部紧张，改善消化不良。可以帮助你平静情绪。

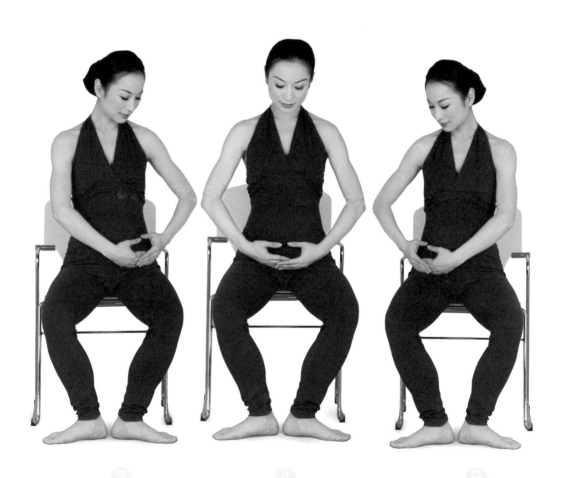

❀ 莲花舞 I ❀　　`30分钟`

莲花舞展现了莲花的生命过程，这种花一直是思想成熟的标志，从污浊的泥藻中发芽，在水中生长，最后在空气和阳光下开花。在瑜伽和佛教经典中，身体的"轮"经常叫做"莲花"。

动作

1 莲花在静止中开始她的一天。

双腿自然分开，双手在心轮合十。保持自然呼吸。

2 当太阳升起，她张开花瓣。到了中午，她迎着阳光微笑。

屈膝呈菱形，双手慢慢向上，双肘相互接触，分开手和前臂，形成打开的花瓣形。抬头。

脑中想着："我是一朵花，在阳光下盛开。"

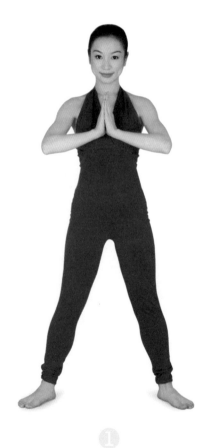

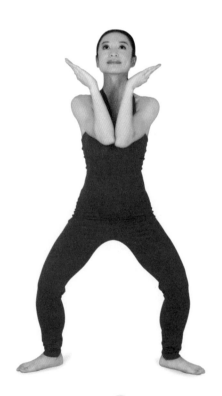

❶　　　　　❷

"孕"动良效

这种动态的冥想或神圣的舞蹈形式是印度孕妇文化中重要的部分，她们在分娩时，调整思想和身体，集中精神想象莲花的样子。当花瓣慢慢舒展开，女人想象她的子宫颈也在张开，让她的孩子来到期待已久的世界，以后的旅程都安全全。

跳舞时的态度决定了你能从这套舞蹈中得到什么。也有可能像天才舞者那样从平凡中得到一种超然，"从一粒沙中看到一个世界，从一朵野花中看到一个天堂，手掌中握住的是无限，在一瞬间感受永恒。"

3 微风把她吹向右侧。

并拢双手，就像花瓣自然闭合。左手顺着右臂滑下，直到左手中指触到右手肘。右手掌外翻，同时屈膝，向右倾斜，头转向左侧。

4 微风又将她吹向左侧。

手回到心轮，右手滑到左手肘处，正好和（3）的动作方向相反。

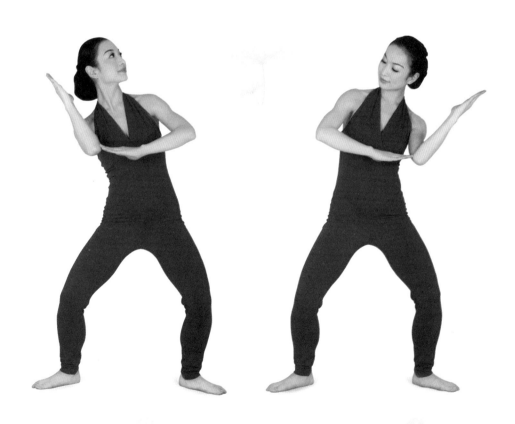

🍁 莲花舞 II 🍁 　30分钟

动作

5 许多小鱼绕着她的根茎游来游去。
双手重叠，伸出大拇指。勾动大拇指，让你的手像鱼一样在水中游动，从左到右形成8字形。屈膝，就像往水底下沉。

6 漂亮的蝴蝶和歌唱的鸟儿让天空生气勃勃。
胳膊向两侧伸展，手模仿蝴蝶的形状，胳膊摆动就像飞翔的鸟儿的翅膀。

7 日渐黄昏，莲花合起了花瓣，把白天的美好都封存起来。
向上伸手臂，双手在头上合十。

8 夜幕降临，她平静地休息。
双手环抱肚子，典型的封印式(mudra)大拇指指尖相对，一侧手指合并搭在另一侧手上。随你的想法，重复做这套动作。慢慢熟悉了这套动作后，就要让呼吸与运动相协调。

莲花舞的第二部需要许多手势和模仿动作，是许多小孩喜欢做的。也许，以后你会教你的孩子这么做。

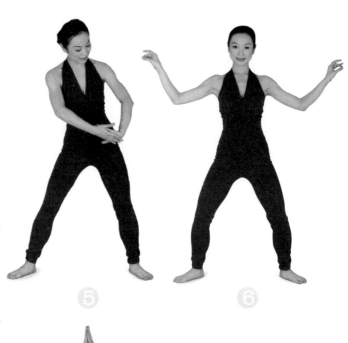

⑤　⑥

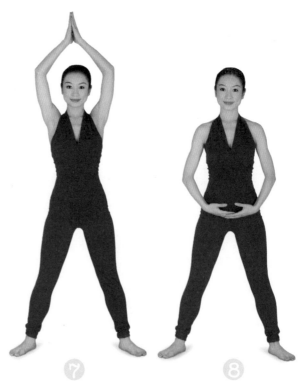

⑦　⑧

四、"孕"动休息室——孕妈妈放松操
Release

运动后的放松与运动前的热身一样重要！

闭上眼睛，调整呼吸，放松你的眼睛，放松你的鼻子，放松你的嘴巴，放松你的胳膊，放松你的手指。总而言之，放松一切！

当妈妈获得彻底放松的同时，相信腹中的宝宝一定会更安心，接受妈妈的健美胎教。你可以边做放松运动边对即将出生的宝宝说：妈妈爱你。你很努力！相信你是世界上最棒的。你将是我们家最受欢迎的新成员等。

由肢体的放松到心理的放松。这是母子连心，母亲一切放松后，胎儿的心理感受也必然是轻松的。因为这时的胎儿最需要的是安全感，这种感觉只有从父母这里才能获得！

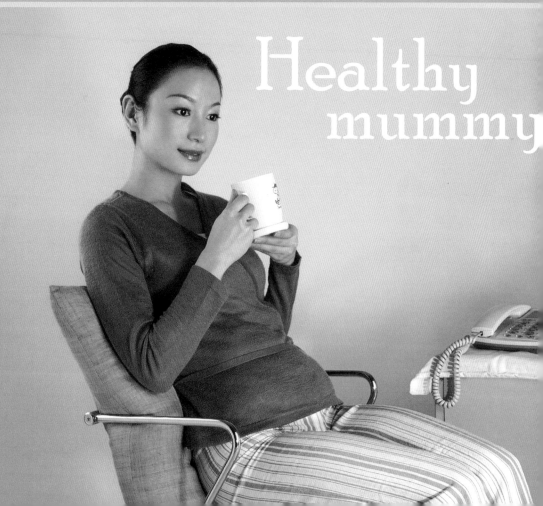

Healthy mummy

◎ 坐姿伸展内收肌 ◎

伸展和拉长大腿内侧肌肉

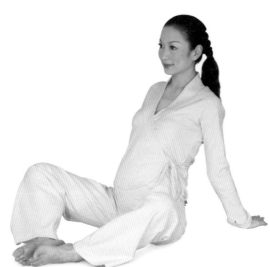

动作

1 坐在地板上，屈膝，双脚掌并拢，双手置于身后地面作为支撑。收紧骨盆和腹肌。拉长脊椎，身体坐直。

2 体重略前倾，双手移近身体，把臀部慢慢移向脚跟，直到你感到大腿内侧有拉伸感。保持脊柱拉长，肩膀下垂，收紧腹部。按提示的强度指标持续。

提醒：如果骨盆前面有疼痛感，立即停止，把这个动作从你的运动计划中取消。

※ 提示：每一侧腿数10下或随意

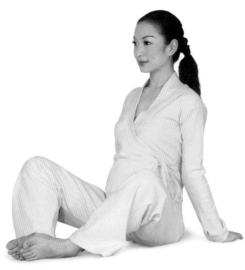

☺ 选用动作 ▶▶
如果双臂置于身后坐着使你感觉不适，可把双手置于脚跟。注意保持脊柱拉长。如果让上身放松前倾，可能会更舒服。

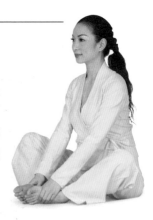

坐姿伸展臀肌

伸展和拉长臀部与在腿外侧的肌肉

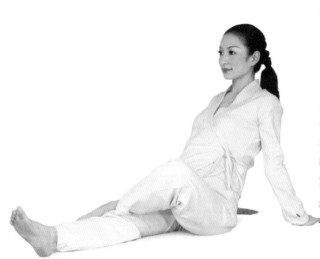

1 坐在地板上，双腿向前伸开，双手支撑地面，身体向后倾。屈左腿，把左脚横过来放在右大腿的膝盖上。

2 让左腿放在右大腿上。拉长脊柱，轻轻屈起右腿。移动右脚向你靠近，直到你觉得左大腿和左臀部有拉伸感。如果没有拉伸感，把双手移近你的身体，坐直。保持收腹，按提示的强度指标持续片刻。然后在另一边重复。

✳ 提示：每一侧腿数10下。

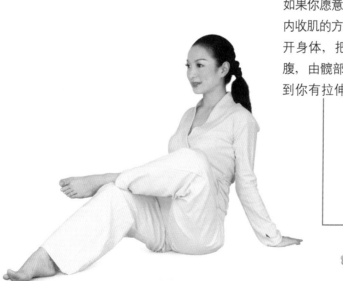

如果你愿意，可以采用坐姿伸展内收肌的方法，但是要使脚跟离开身体，把双手置于脚踝。收腹，由髋部带动上身前倾，直到你有拉伸感。

选用动作

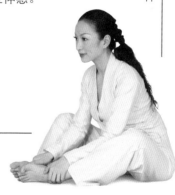

❂ 坐姿伸展胸肌 ❂

伸展拉长胸肌，有助于改善你的姿势

动作

1 以舒适的姿势坐在地板上。双手置于臀部，收腹以支撑婴儿，坐直。

❋ 提示：数6下或随意。

2 拉长脊柱、挺胸，缓慢把双肘向后拉，使肩胛骨挤在一起。你应该感到胸部和肩膀前部有拉伸感。注意保持呼吸。

☺ 选用动作 ▶▶ ──

你可能愿意用站姿做这个动作。分腿站立与髋部同宽，双手置于髋部。慢慢把肘向后拉，保持收紧骨盆和腹肌以便固定背部。

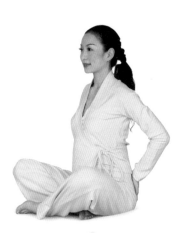

①

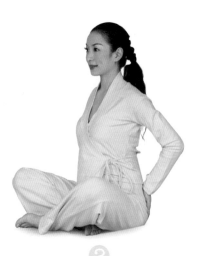

②

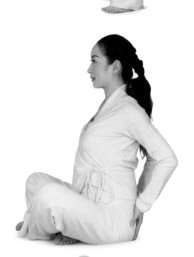

② 正侧面

◎ 伸展小腿 ◎

伸展和拉长小腿肌肉。如果你曾发生肌肉痉挛，做这个动作会很有帮助。

动作

1 左边靠一椅子站立，把左手放在椅子背作为支撑。

2 双脚朝前分立与髋部同宽。右脚向后跨出一步。保持左膝放松，拉长脊柱。

3 弯曲左腿，伸直右腿。慢慢把右脚跟往地面压。保持身体前倾，使头到脚跟成对角线。再收紧骨盆，向上向内提升胎儿。如果没有拉伸感，把右脚向后挪远一些，然后换腿。

❋ 提示：每一侧数6下。

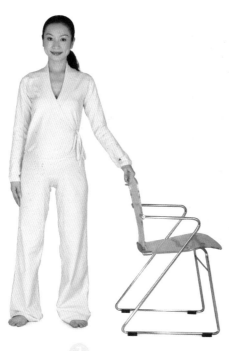

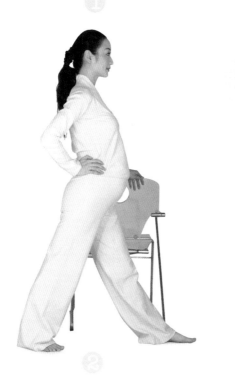

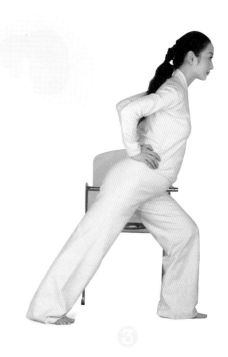

Be concerned
with
mummy's
health

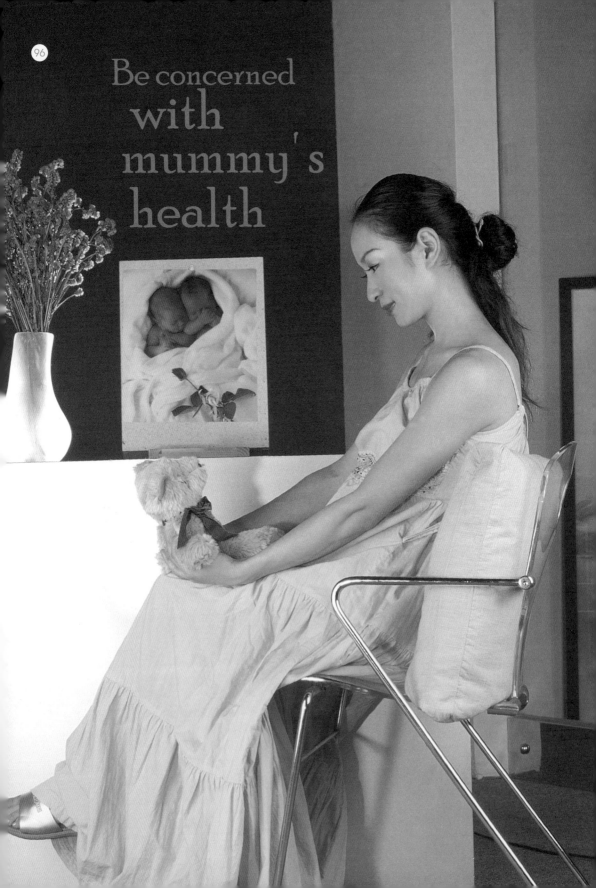

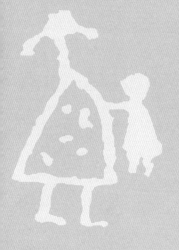

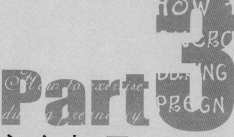

Part 3

安心怀孕，
关注母体健康

为所有想要"怀孕不辛苦，产后更漂亮，还要生个得意小宝宝"的准妈妈提供最好的"怀孕安全课堂"。准妈妈们，可千万别错过哦！

在此，我们将孕妈妈在孕期将会遇到的各种疼痛症状一一列出，并提供科学实用的解决之道，帮助安胎和生产顺利，克服产前综合征，健康、快乐地度过280天！

交通安全、工作环境、工作时间……职业孕妈咪们最关注的问题在此也能找到答案！

饮食禁忌、身体检查、母乳喂养、孕期用药……孕妈妈们快来一起交流心得吧，准妈妈所期盼的、所需要的、所担心的，且听妈妈们的畅所欲言！

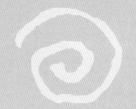

一、孕期疼痛知多少
Pains during pregnancy

当你怀孕后，身体会产生一系列非常大的变化。你也许已经对体重增加、孕吐做好了心理准备，但同时你会惊讶地发现自己身上偶尔会出现一些疼痛症状，而这些症状在以前很少听人说起过。为此我特意列举了怀孕期间常见的一些小毛病，以及缓解这些疼痛的方法，希望能使准妈妈的"孕"动更阳光！

便秘

女性本来就特别容易便秘，到了怀孕时期便秘的人更多。这是因为怀孕后，分泌黄体激素的影响。黄体激素的功能是逐渐缓弛子宫的肌肉，以配合胎儿的生长，让子宫渐渐地变大，是让胎儿生长发育不可或缺的激素。但另一方面，黄体激素会使促进肠管蠕动的平滑肌松弛，于是肠的蠕动变慢，造成便秘。怀孕期间容易便秘的另一个原因：子宫变大，压迫肠道。多吃富含纤维质的食物，适度地散步、运动，做做简单的家事。

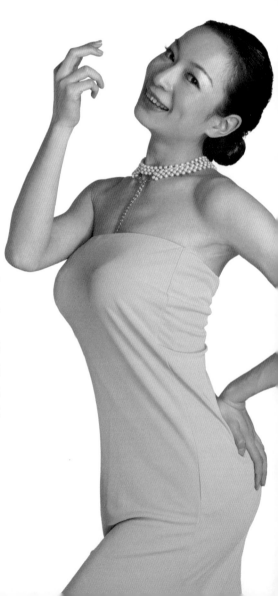

腰腿疼痛

怀孕初期的恶心、呕吐阶段，常伴有头痛的现象，这也是黄体激素所造成的。恶心、呕吐的现象消失后，自然不会头痛。怀孕中期，渐大的子宫压迫到腿部的神经，造成腿及腰部疼痛。而且，附着在子宫的圆韧带因子宫突然地膨胀及压迫，造成耻骨疼痛。只要渡过这段时期，这些疼痛自然消失。疼痛发作时，要充分的休息。

痔疮

痔疮随着子宫的增大而出现。原因是子宫

增大压迫到血管，使肛门、直肠周围的静脉回流不顺畅而肿胀，引起痔疮。生产完之后，自然而愈。

※预防之道：

不要有便秘的习惯，保持排便的通畅。排便之后，要擦拭干净。若有严重的出血或疼痛，应请医生诊断开药擦拭。

斑点、雀斑

怀孕时因激素的作用，使色素沉着且附着力强，加深斑点、雀斑的颜色。但多数的孕妇在生产完之后，斑点、雀斑自然会消失，所以不用太在意。

※预防之道：

外出时戴帽子，不要直接晒到阳光。多摄取富含维生素C、B族维生素及优质蛋白质的食物。

腿肚抽筋

怀孕之后，在伸腿的瞬间或晚上睡觉时，常会突然地下肢抽筋、腿部的肌肉痉挛剧痛，这些症状发生的原因不明。

※预防之道：

加服钙剂及多摄取牛奶等富含钙质、矿物质的食物。

静脉曲张

小腿肚、大腿、外阴部会浮出绿色、深紫色的细条血管，这就是静脉曲张。造成静脉曲张的原因是：渐大的子宫压迫到骨盆腔内的静脉。长时间的站立容易导致静脉曲张，故应多散散步。

※预防之道：

休息时，把脚抬高。严重时，束上弹性绷带或运动用的绷带。

频尿

随着子宫逐渐的变大，压迫到膀胱，尿意频繁。特别是到了怀孕末期，胎儿的头部压迫到膀胱，更是尿意频频。若不仅尿意频繁，还小便有血、排尿时疼痛，可能是膀胱炎或肾发炎，应迅速就医。

怀孕时除了上述这些不舒服的症状外，身体会有各种变化，如头晕目眩、心悸、气喘、水肿、皮肤粗糙、指甲皱裂、白带多等症状，生产完之后自然会消失。

二、职业孕妈妈孕期对策
Plans for career mummy

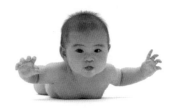

不可否认，现在的女性除了工作还要兼顾着"生儿育女"的伟大重任，但是现实中的上班交通、职场条件，对孕期中的职业妇女不是很有利，故有工作在身的孕妇，必须自己克服这些不利的条件。以下累集有关出行、工作、孕吐、产后等可能发生的不便及解决之道，以供参考。

上班途中

Q 搭公车上班，又怕公车摇摇晃晃？

A 若距离公司，慢慢走约20分钟，可当作运动，但请穿低跟、舒适的鞋子。若是站位，请站在前面，抓紧拉环以免不慎跌倒，但最好是有座位。

Q 每天乘坐手扶梯，都会感到非常的恐惧，必须注意哪些要点？

A 不可以穿高跟鞋。要穿鞋跟舒适的鞋子，尽量不要提东西。手提包最好是可背型的。尽可能背背包，最好是双手空无一物。

工作中 Working time

Q 工作性质是一直坐着办公，腰部常常酸痛？

A 和久站工作一样，长时间地坐着，会使腹部用力，导致腰部酸痛。换个椅子或在可能的范围内变换坐姿。有时候起身走动走动，可以改善腰痛。中午休息时间，可到外享受日光浴或做做体操伸展筋骨。

Q 工作时间大多站着，是否有影响？

A 工作若需要下腹用力、在生产线上站着工作、工作的场所冷气很强等，这种性质的工作容易引起流产、早产、妊娠中毒症，皆应避免或向公司请调工作。

Q 在百货公司工作，冷、暖气都开得很强，常常觉得不舒服？

A 记得脚部、腰部等下半身一定要保暖。可以穿高筒袜或用护膝保护。暖气的温度开得太高，容易流汗，外出忽然吹到冷风就容易感冒。偶尔走出有冷、暖气设备的环境，调节一下体温，顺便找个能躺下的地方休息5~10分钟。

三、孕妈妈温馨交流
Pregnant knowledge

（1）饮食习惯上 eating habits

Q 有抽烟的习惯，对胎儿有影响吗？

A 有关怀孕与抽烟的关系，众说纷纭。但是，近来不少的临床报告显示：有抽烟习惯的孕妈妈，生下的婴儿有体重过轻的倾向。

报告中指出，在德国香烟制造工场工作的女作业员，受孕率降低，流产率、胎儿的死亡率皆增加；在巴西的烟制厂，流产及死产率增加2倍以上；在英国，抽烟的孕妈妈不论在产前或产后胎儿的死亡率皆高。

若怀孕4个月，即停止抽烟，胎儿的死亡率则有下降的趋势。

抽烟对怀孕有不良影响的临床报告非常之多。抽烟不仅危害胎儿也危害新生儿，虽然不会影响母乳的分泌，但与气喘有关，故准妈妈们为了下一代着想，请尽快努力戒烟吧！

Q 咖啡对胎儿有影响吗？

A 咖啡、茶和香烟一样，对胎儿皆有不良的影响，应尽早戒掉不喝。

咖啡、茶皆含有咖啡因。

咖啡因有收缩及扩张血管的功能，无法戒除饮用的孕妈妈要减少饮用量。含有咖啡因的饮料是造成失眠的主因，故睡前不要饮用。

Q 孕妈妈可以喝酒吗？

A 孕妈妈若每天持续喝少量的酒，会造成胎儿酒精综合征，生出身心障碍的婴儿。

有饮酒习惯的孕妈妈，胎儿会受到酒精的影响，容易发生流产或早产。一想到会有如此的后果，即使饮用少量，孕妈妈也是无法百分之百的放心。

有关胎儿酒精综合征，是造成日后酒精中毒的主因，在许多国家，酒精中毒是严重的社会问题。

在少数地区，酒精中毒虽未引起社会的注意，但主妇的饮酒或酒精依存症等问题正在悄悄地蔓延，今后将演变成众人瞩目的社会问题。总之，有喝酒习惯的女性，借着怀孕的机会，趁早戒酒，即使是陪先生小酌也不宜。

（2）日常行为上 daily doings

Q 怀孕后可不可以养宠物?

A 原虫会寄生在宠物身上，经由粪便或唾液传染给人。不具抗体的孕妈妈感染之后，会生出罕见的水头症婴儿。若孕妈妈有抗体就不必太忧心，养了宠物又担心受怕，最好在怀孕初期前往内科或妇产科接受抗体的检查。若抗体为阴性反应，应立即送走宠物，若无法送走宠物，处理宠物大小便的工作委请他人代劳，若自己处理完之后，要立刻洗手。禁止孕妈妈用嘴巴喂食宠物。

Q 不可长途旅行吗?

A 怀孕初期有流产的危险，即使到了中期，也应尽量避免旅行、兜风。

怀孕中期是关键时期。要经得起周围朋友的邀约或怂恿，严禁一意孤行。冷静判断自己的身体状况。
请遵守下述各项:
1. 避免长途旅行。长时间的搭车，易引发骨盆内瘀血，造成异常。
2. 避免行程过度密集，尽可能边休息边玩。
3. 轿车比电车震动得更厉害，旅途的时间不要超过4小时，每隔1小时要下车休息，呼吸一下新鲜的空气。
4. 怀孕中期的孕妈咪可以开车，但是开车易使精神紧张，血压亦容易起变化，非万不得已的情况下才自己开车，否则最好请

先生开。
5. 飞机是震动最小的交通工具，可缩短旅途的时间，情况允许的孕妈妈可搭乘飞机回家乡。
总之，要避免长途的旅行。

Q 外出时要注意哪些事项?

A 将重点整理如下:
1. 应避开上、下班人潮拥挤的尖峰时段，尽可能早回家。早上10点以后到下午3点左右是最佳的外出时间。
2. 避免外出太久，最好不要超过2小时。
3. 要避开人潮，小心被传染感冒。
4. 避免走在有冷气的环境下，下半身容易冷，亦是造成流产、早产的原因。日常的购物，尽可能请先生同行并利用假日的时间采买。
5. 进入怀孕期，请不要出远门。
6. 穿防滑低跟的鞋子。

Q 想喂母乳，乳房的保健方法有哪些?

A 建议自怀孕中期的第6个月开始，按摩乳房。若乳头下陷或平坦，宝宝不易吸吮，故应在生产前使其挺立。
沐浴时或洗完澡之后，对乳房进行保健，效果最为显著。
1. 将乳液或橄榄油涂在乳头上并按摩。
2. 用手指将乳头轻捏起，每次持续10~15分钟。
3. 也可穿着胸罩，只将乳头露出，以方便保养按摩。

4. 到了怀孕的第7个月之后，每天挤一次乳头，让乳汁滴出2~3滴。

（3）身体状态上

Q 流行性感冒大流行，是否应该接种疫苗？

A 原则上，孕妈咪不要接种任何疫苗。特别是怀孕前期的四个月绝对不能接种疫苗，但有些妇产科医生认为怀孕四个月之后可接种，对母体及胎儿无影响。

虽然为预防流行性感冒而接种了疫苗，但未必接种了当年流行性感冒的疫苗。

在这种情况下，即使接种了，也没有达到预期的效果，倒不如当初不要接种。总之，预防流行性感冒之道，是尽量少外出、避开人潮拥挤的地方。

Q 拔掉蛀牙的治疗对胎儿有影响吗？

A 希望在生产完之后再拔。但是若无法忍到生产完再处理的话，只好拔掉蛀牙。拔牙时的麻醉对胎儿没有影响。但为以防万一，最好不要在怀孕初期或后期拔牙。

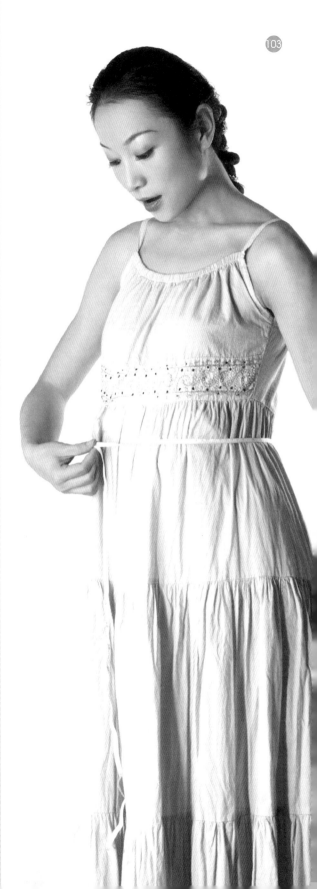

以前都认为蛀牙与怀孕如影随形，原因是胎儿吸收母体的钙质。

近来孕妈咪蛀牙有增多的趋势，恶心、呕吐使孕妈咪精神沮丧，对口腔的清洁觉得很麻烦，于是助长蛀牙。一过了恶心、呕吐的时期，食欲大增，甜食吃过头，也是长蛀牙的原因之一。

另外由于激素分泌失调，也是造成口腔不洁的原因之一，在怀孕前即应勤于刷牙、漱口。最好在怀孕中期治疗蛀牙。

Q 为何孕期的母体不可受寒？

A 寒冬及夏天的冷气房，是让母体变冷的主因。在冷的环境中，血压容易升高。

夏天，若长时间待在冷气房中，情况和冬天一样。应特别注意脚、腰部及下半身的保暖。

应付寒冬的对策：将寝室移到日照良好的房间，客厅、厨房等均要有保暖的设施。

避免在酷寒的气候下外出。穿长裤、厚袜、就寝前沐浴，保证最佳的保暖效果。

避免长时间待在冷气房中。

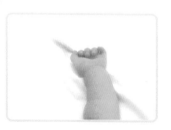

Q 好似有东西压迫在肚子上，无法成眠，该怎么办？

A 用软垫把脚垫高，比较容易入睡。到了怀孕中期的后段，肚子变得很大，可采用侧睡、曲膝的睡姿，并将腹腔部垫在软垫上。

失眠容易疲劳，白天可小睡半小时至一小时。就寝前沐浴或喝热牛奶之类的热饮，对暖和身体及治疗失眠效果极佳。

Q 怀孕期体重应该增加多少才算正常？

A 怀孕初期，增加1～2千克。
中期，增加4～5千克。
后期，增加5～6千克。
怀孕期间，体重以增加10～14千克为宜。
肥胖的孕妈妈，不宜在怀孕期间减重。
体重过轻的孕妈妈，怀孕期间应增加更多的体重。

Q 多久做一次产前检查？

A 一般怀孕28周内，每4周检查1次。
怀孕29～36周，每2周检查1次。
怀孕37～40周，每周检查1次。
怀孕第8、20、34周作超音波检查。
一般产前检查：包含测量身高、体重、血压、听胎音、子宫底高度、验血、甲状腺、乳房、骨盆腔检查、胸部及腹部检查、尿糖、尿蛋白检查。

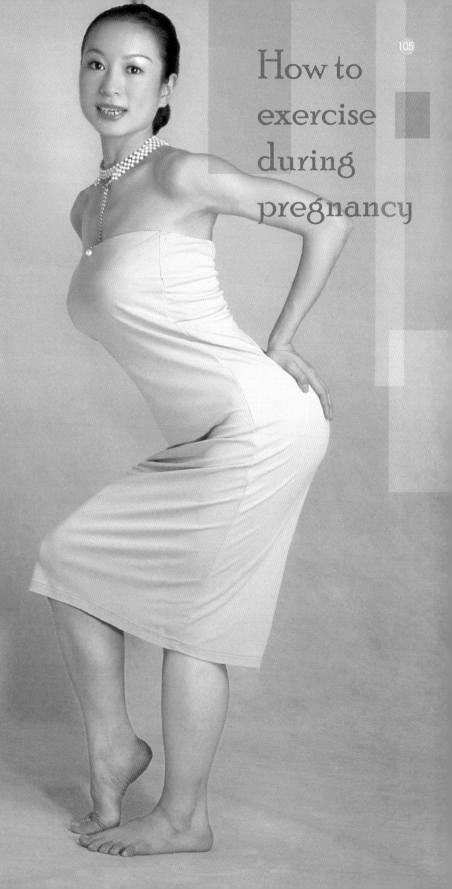

How to exercise during pregnancy

图书在版编目（CIP）数据

美丽俏妈妈：孕妇有氧保健操 / 布琳编著. -- 沈
阳：辽宁科学技术出版社，2015.11
　ISBN 978-7-5381-9412-8

　Ⅰ.①美… Ⅱ.①布… Ⅲ.①孕妇—保健操—基础知识 Ⅳ.
①R715.3②R161.1

　中国版本图书馆CIP数据核字(2015)第 201217号

出版发行： 辽宁科学技术出版社
　　　　　　（地址：沈阳市和平区十一纬路29号　邮编：110003）
印 刷 者： 辽宁彩色图文印刷有限公司
经 销 者： 各地新华书店
幅面尺寸： 168mm×236mm
印　张： 7
字　数： 120千字
出版时间： 2015年11月第1版
印刷时间： 2015年11月第1次印刷
责任编辑： 卢山秀　邓文军　中映良品
封面设计： 中映良品
版式设计： 中映良品
责任校对： 合力

书　号： ISBN 978-7-5381-9412-8
定　价： 32.00元

联系电话：024—23284376
邮购热线：024—23284502